Anaesthesiology and Resuscitation
Anaesthesiologie und Wiederbelebung
Anesthésiologie et Réanimation

46

Editores

Prof. Dr. R. Frey, Mainz · Dr. F. Kern, St. Gallen
Prof. Dr. O. Mayrhofer, Wien

M. Halmágyi

Veränderungen des Wasser- und Elektrolythaushaltes durch Osmotherapeutika

Mit 26 Abbildungen

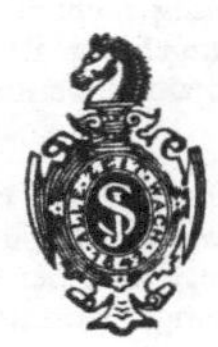

Springer-Verlag Berlin Heidelberg GmbH 1970

Priv.-Doz. Dr. med. M. HALMÁGYI

Institut für Anaesthesiologie der Universität Mainz

ISBN 978-3-540-04766-7   ISBN 978-3-662-13283-8 (eBook)
DOI 10.1007/978-3-662-13283-8

Library of Congress Catalog Card Number 72-112598.
Titel-Nr. 7402

*Im Gedenken
an meinen Vater*

Geleitwort

Die Osmotherapie, d. h. die therapeutische Anwendung hauptsächlich hypertoner Infusionslösungen mit dem Ziel, das Wassergleichgewicht des Organismus zu beeinflussen, hat in den letzten Jahren in vielen Bereichen der klinischen Medizin eine zunehmende Bedeutung erlangt. Es sei hier nur an die Behandlung des akuten Hirnödems durch osmotherapeutische Maßnahmen erinnert. Aber auch die Intensivtherapie konfrontiert den behandelnden Arzt ständig mit Fragen der Anwendung hypertoner Infusionslösungen. In allen diesen Fällen ist es vor allem der Anaesthesist, von dem direkt bei seiner klinischen Tätigkeit oder indirekt als Konsiliarius besondere Kenntnisse auf diesem Gebiet erwartet werden. Für ihn war es bisher jedoch gar nicht leicht, sich über die theoretischen Grundlagen und die praktische Anwendung der Osmotherapie umfassend zu informieren. Die vorliegende Monographie könnte ihm hierbei eine große Hilfe sein.

Mit der wachsenden Bedeutung der hypertonen Osmotherapie in vielen Bereichen der klinischen Medizin ergab sich immer stärker das Bedürfnis, einen Weg zur quantitativen Beurteilung der Wirksamkeit verschiedener Therapeutika zu finden. Eine kaum zu übersehende Zahl von Originalmitteilungen und zusammenfassenden Darstellungen beschäftigen sich mit dieser Frage. In fast allen Arbeiten wird jedoch jeweils nur ein bestimmter Teilaspekt des Problems erfaßt. Der Autor hat sich daher die Aufgabe gestellt, an einem einheitlichen Kollektiv unter standardisierten Bedingungen alle diejenigen Daten gemeinsam zu erfassen, die für die Beurteilung der hypertonen Osmotherapie von Bedeutung sind. Insbesondere stellt er die Frage 1. nach den Veränderungen der zirkulierenden Blutmenge und Blutzusammensetzung sowie 2. nach den Wasser- und Elektrolytverlusten, die unter der hypertonen Therapie auftreten.

Mit diesem Ziel wurden fünf Testlösungen an fünf statistisch einheitlichen Gruppen jugendlicher Versuchspersonen unter streng standardisierten Bedingungen untersucht: 1. Sorbit normoton (als Kontrollösung), 2. Sorbit 40 %, 3. Mannit 20 %, 4. Sorbit 20 % mit 10 % Dextran, 5. Harnstoff 15 % mit 10 % Invertzucker. Nach einem genauen Zeitplan fand die Bestimmung der relevanten Parameter statt. Aus der Fülle der hierbei gewonnenen Einzelergebnisse zeichnen sich zwei Hauptaspekte ab:

1. Nach der Infusion der hypertonen Lösungen zeigt sich bei klinisch üblicher Dosierung in keinem Fall eine Zunahme des zirkulierenden Blutvolumens. Offenbar kommt es in diesem Stadium zu einer Entwässerung

des Erythrocyten. Das zunächst leicht angestiegene Plasmavolumen nimmt im Laufe der Zeit kontinuierlich ab, wenn die osmotische Wirksamkeit der infundierten Substanz nachläßt. Ein adäquater Ersatz des Flüssigkeitsverlustes wird dann notwendig.

2. Alle untersuchten hypertonen Lösungen haben einen starken Diureseeffekt. Gleichzeitig wird ein erheblicher Na^+-, K^+ und Cl^--Verlust registriert. Aus der Analyse der Nettoverluste an Wasser und Elektrolyten läßt sich die erforderliche Zusammensetzung und Dosierung der Ersatzlösung ermitteln.

Die vorliegende Monographie ist geeignet, demjenigen Kollegen, der sich über die Grundlagen der Osmotherapie informieren möchte, eine klare Einführung zu geben. Dem versierten Fachmann bietet sie darüber hinaus eine Fülle von neuen Ergebnissen sowie neue Gesichtspunkte für die kritischen Anwendungen hypertoner Infusionslösungen in der klinischen Praxis. Unabhängig von den speziellen Voraussetzungen des Lesers dürfte das Studium dieser Monographie in jedem Fall ein Gewinn sein.

Mainz, Dezember 1969

Professor Dr. med. Dr. rer. nat. G. THEWS
Direktor des Physiologischen Instituts
der Universität Mainz

Danksagung

Ich danke meinem verehrten Chef, Herrn Prof. Dr. RUDOLF FREY, daß er mir die Fertigstellung dieser Arbeit ermöglichte.

Ebenfalls gebührt mein Dank dem Direktor der Neurochirurgischen Universitätsklinik, Herrn Prof. Dr. KURT SCHÜRMANN, dafür, daß er mich großzügigerweise bei der Durchführung der experimentellen Arbeiten unterstützte.

Ich fühle mich dem Direktor des Institutes für Medizinische Statistik und Dokumentation, Herrn Prof. Dr. Dr. SIEGFRIED KOLLER und seinem damaligen Mitarbeiter, Herrn Prof. Dr. KARL ÜBERLA zu Dank verpflichtet, daß sie mir in dem Labyrinth der Statistik den richtigen Weg zu finden halfen.

Mainz, November 1969   M. HALMÁGYI

Inhaltsverzeichnis

I. Einleitung

A. Klinische Bedeutung der Osmotherapie für die Anaesthesiologie . 1

B. Fragestellung zu eigenen Untersuchungen 2

II. Eigene Untersuchungen

A. Versuchsplanung 3

B. Versuchsanordnung 4

C. Versuchspersonen 5

D. Untersuchte Testsubstanzen 6

E. Untersuchungsgruppen 9

F. Untersuchungsgrößen und Untersuchungsmethoden 10

G. Methoden der statistischen Auswertung 11

III. Ergebnisse

A. Homogenität der Untersuchungsgruppen 14

B. Veränderungen des Blutvolumens und der Blutzusammensetzung . 15

C. Veränderungen der Elektrolytkonzentrationen im Serum 17

D. Veränderungen der Urinausscheidung und der Elektrolytkonzentrationen im Urin 18

E. Verluste an Wasser und Elektrolyten durch die Harnausscheidung 20

F. Ersatzlösungen 21

G. Diureseeffekt der einzelnen Testlösungen 22

H. Spezifische Wirkung der hochprozentigen Lösungen 22

I. Korrelation zwischen Veränderungen ausgewählter Meßgrößen . . 23

K. Wirkungsgleichheit der untersuchten hochprozentigen Lösungen . 25

IV. Diskussion

A. Zu den Untersuchungsmethoden. 26

B. Zu den Veränderungen des Blutvolumens 27

C. Zu den Wasser- und Elektrolytverlusten 31

D. Zu der Ersatztherapie 32

V. Schlußfolgerungen 33

VI. Zusammenfassung 34

    Summary. 36

VII. Abbildungen 37

VIII. Literaturverzeichnis 63

I. Einleitung

A. Klinische Bedeutung der Osmotherapie für die Anaesthesiologie

Die klinische Anaesthesiologie hat im Laufe ihrer Entwicklung ein immer größer werdendes Interesse an den therapeutischen Möglichkeiten in der Anwendung hypertoner Infusionslösungen gezeigt.

Wenn man nach den Gründen für diese Tatsachen sucht, dann findet man sie vor allem in den Erfolgen der respiratorischen und zirkulatorischen Wiederbelebung. Jegliche Art der akuten Hypoxie oder Anoxie führt durch die Schädigung der Kapillarmembran auch zum Gehirnödem. Der so gesteigerte intracranielle Druck bewirkt eine zusätzliche Einschränkung der Gesamtdurchblutung des Gehirns [9, 29, 95, 96, 137, 165, 270, 272]. Von dem Grad und der Zeitdauer einer Hypoxie hängt es ab, ob reversible Funktionsstörungen oder irreversible Schäden im Gehirn auftreten [254, 283].

Unter den Sofortmaßnahmen zur Behandlung des akuten Gehirnödems jeglicher Genese zeigt auch heute noch die Osmotherapie den überzeugendsten Effekt [134, 136, 137, 245, 251, 252].

Auch zur temporären Volumenverminderung des normohydrierten Hirns hat die Infusionstherapie mit hypertonen Lösungen inzwischen ihr Unentbehrlichkeit bewiesen und mußte während intracranieller Eingriffe vom Anaesthesisten wahrgenommen werden [104, 137].

Letzten Endes brachte es das vielschichtige Krankengut der Intensivtherapie mit sich, daß der Anaesthesist sich mit den Problemen der wiederholten Anwendung von hypertonen Osmotherapeutika tagtäglich auseinandersetzen mußte.

Die Osmotherapie wurde erstmalig von Max Bürger und Erich Hagemann wie folgt definiert: „Unter Osmotherapie verstehen wir eine künstliche Durchbrechung der Isotonie des Blutes oder der Gewebe mit dem Ziel, die bei der Rückregulation zwangsläufig einsetzenden Wasserbewegungen therapeutisch auszunutzen" [51, 55].

Seither wurden hypertone Lösungen in mannigfachen Variationen und auf vielerlei Gebieten der Medizin (Anaesthesie, Augenheilkunde, Chirurgie, Dermatologie, Gynäkologie, Innere Medizin, Kinderheilkunde, Neurochirurgie, Neurologie, Otologie, Sportmedizin und Urologie) zu therapeutischen Zwecken herangezogen [11, 13, 14, 15, 16, 18, 20, 25, 28, 36, 44, 49, 52, 58, 69, 78, 81, 91, 97, 100, 102, 104, 106, 114, 118, 130, 131, 144,

149, 164, 168, 177, 187, 192, 203, 204, 205, 218, 223, 237, 238, 244, 255, 259, 265, 268, 269, 274, 275, 278, 287, 303, 306, 317, 319].

Als Wirksubstanz derartiger Lösungen kamen zahlreiche Stoffe in Betracht, wie Kochsalz, Calcium, Glukose, Laevulose, Galactose, Harnstoff, Mannit, Sorbit, Humanalbumin, Gummi arabicum, Kollidon und Dextran [21, 53, 54, 56, 63, 75, 76, 86, 89, 92, 94, 101, 108, 109, 111, 113, 126, 128, 138, 141, 148, 151, 156, 157, 170, 171, 172, 181, 182, 185, 188, 193, 194, 195, 199, 209, 217, 220, 221, 222, 225, 234, 235, 250, 257, 267, 293, 294, 304, 313].

In den letzten Jahren konzentrierte sich das therapeutische Interesse weitgehend auf Sorbit, Mannit, Harnstoff und das Kombinationspräparat Dextran 40-Sorbit [49, 58, 64, 86, 91, 114, 117, 174, 183, 186, 192, 200, 235, 237, 252, 259, 290].

Die Wirkung der hypertonen Lösungen dieser Substanzen auf die Hämodynamik ist ausreichend bekannt [41, 44, 52, 71, 86, 100, 128, 135, 153, 158, 159, 174, 185, 193, 199, 203, 227, 228, 251, 252]. Ebenfalls waren die physikalischen, physiko-chemischen und pathophysiologischen Folgen der gewaltsamen Durchbrechung der physiologischen Isotonie des Organismus Gegenstand zahlreicher Untersuchungen der theoretischen und klinischen Medizin [3, 8, 23, 26, 27, 32, 33, 35, 43, 48, 50, 57, 61, 67, 68, 70, 84, 85, 87, 105, 110, 115, 119, 126, 139, 140, 152, 154, 155, 162, 163, 167, 172, 184, 190, 198, 207, 210, 211, 214, 231, 233, 241, 242, 243, 247, 260, 276, 279, 284, 285, 292, 296, 298, 300, 306].

B. Fragestellung zu eigenen Untersuchungen

Über die Beeinflussung von zwei für die Klinik wesentlichen Größen, wie der zirkulierenden Gesamtblutmenge und der Verluste an Wasser und Elektrolyten, sind bis jetzt keine klaren Angaben gemacht worden.

Trotz der Fülle der Untersuchungen findet man in der Literatur nur spärlich einheitliche Resultate über die Wirkung der intravenös verabreichten hypertonen Lösungen auf das zirkulierende Blutvolumen [5, 6, 17, 41, 55, 66, 71, 99, 117, 126, 253]. Da in der letzten Zeit Untersuchungsergebnisse veröffentlicht wurden, die über gefährlich hohe Blutvolumenschwankungen (über 1 Liter) berichteten [253], erschien es dringend notwendig, die Veränderungen des zirkulierenden Blutvolumens unter Anwendung der hypertonen Lösungen in klinisch üblicher Dosierung zu überprüfen.

Im öfteren wurde in experimentellen klinischen Mitteilungen auf die Gefahren der iatrogenen Entgleisungen, die infolge der intravenösen Verabreichung von Osmotherapeutika auftreten können, hingewiesen [21, 28, 30, 34, 89, 105, 117, 168, 179, 191, 231, 265, 302, 310]. Die Angaben hinsichtlich dieser Störungen im Wasser- und Elektrolythaushalt sind immer nur bei der stereotypen Feststellung stehen geblieben, daß man auf eine Exsiccose achten müsse, ohne klinisch brauchbare Vorschläge für eine adäquate Ersatztherapie zu geben.

Die Störungen des Wasser- und Elektrolythaushaltes sind thanatogenetische Momente, die durch ihren eigengesetzlichen Verlauf die Heilerfolge einer Therapie in Frage stellen und in einer Elementargefährdung des Lebens resultieren [22, 23, 24, 116, 174].

Bei der Behandlung des Hirnödems ist die Prophylaxe dieser Entgleisungen um so dringlicher, da die Erholungszeit mit der Dauer einer Hirnischämie exponentiell verlängert wird; bei wiederholten Durchblutungsstörungen können sich Erholungsrückstände addieren und zu irreparablen Schäden führen [254].

Sicher kann man durch umfangreiche Laboratoriumsuntersuchungen diesen iatrogenen Störungen rechtzeitig begegnen. Die hierfür aufgestellten Forderungen sind jedoch in erster Linie zukunftweisend und mit den heutigen Möglichkeiten der klinischen Medizin nur in Ausnahmefällen realisierbar.

Aus den hier erörterten Gründen wurde im Rahmen dieser Arbeit die Aufgabe gestellt, zu klären:

1. welche Veränderungen treten in der zirkulierenden Blutmenge und in der Blutzusammensetzung auf, und

2. welche qualitativen und quantitativen Verluste an Wasser und Elektrolyten sind zu registrieren nach der Anwendung der hypertonen Osmobzw. Osmo-Onkotherapeutika in klinisch üblicher Dosierung?

Die Ergebnisse der Versuche zeigten, daß nach der Anwendung der hypertonen Lösungen die Normalisierung der zirkulierenden Blutmenge erst nach der Wiederherstellung der physiologischen Verhältnisse des Bestandes und der Bestandteile aller Flüssigkeitsräume des Organismus zu erwarten ist.

Die quantitative und qualitative Analyse der renalen Verluste an Wasser und Elektrolyten ermöglichte es, Hinweise für eine adäquate Ersatztherapie in einer für die klinische Alltagsarbeit brauchbaren Form zu geben.

II. Eigene Untersuchungen

A. Versuchsplanung

Den Untersuchungen wurden folgende Gedanken zugrunde gelegt:

a) Sie sollten *an Menschen durchgeführt* werden, ohne jedoch die Aussagekraft auf eine einzelne Patientengruppe beschränken zu müssen. Dieses Argument ist in dem breiten Arbeitsgebiet der Anaesthesiologie als klinischem Querschnittsfach begründet. So kamen für diese Untersuchungen nur gesunde, freiwillige Versuchspersonen in Frage.

1*

b) Die Untersuchungspersonen sollten sich in einem normovolämischen Zustand befinden und möglichst gleichmäßig hydriert sein, um die Voraussetzung der *Homogenität* der Versuchsbedingungen zu *gewährleisten*.

c) Die Ergebnisse der Versuche sollten Aussagen sowohl über die *akuten*, d. h. über die unmittelbar nach der Infusion der einzelnen hypertonen Testlösungen auftretenden *Veränderungen*, als auch über die *späteren* bzw. noch nach Stunden zu registrierenden Alterationen ermöglichen. Aus diesem Grund wurden die Messungen zu verschiedenen Zeitpunkten vor und bis zu 4 Std nach der Infusion der Testlösung durchgeführt (Abb. 1). Die 4-Std-Grenze wurde gewählt, da bis zu diesem Zeitpunkt nach Angaben der Literatur [13, 14, 30, 40, 47, 114, 134, 145, 146, 245, 251, 301] die polyurische Periode, die durch eine einmalige intravenöse Infusion eines osmotischen Diuretikums bei Nierengesunden in der Regel auftritt, abgeschlossen sein dürfte.

d) Es sollte die Wirkung derjenigen hypertonen Infusionslösungen geprüft werden, die heute als osmotische Diuretika bei der Entwässerungstherapie zur klinischen Anwendung kommen und hinsichtlich der schnellen Distribution der infundierten Substanz unterschiedliche Verteilungsräume im menschlichen Organismus aufweisen [6, 37, 39, 42, 47, 55, 62, 65, 69, 73, 79, 80, 99, 110, 132, 144, 150, 157, 175, 189, 191, 208, 224, 232, 236, 246, 248, 258, 262, 315, 318]. Damit sollte ermöglicht werden, daß eventuell vorhandene Unterschiede in den geprüften Untersuchungsgrößen, hervorgerufen durch das typische Verteilungsmuster der Wirksubstanz, erfaßt werden. So wurden hypertone Lösungen, deren Wirksubstanz sich vorwiegend auf den intravasalen Raum (Dextran), vorwiegend auf den extracellulären Raum (Sorbit, Mannit) oder in dem Gesamtkörperwasser (Urea) primär verteilt, appliziert.

e) Um die spezifische Wirkungsweise der hypertonen Lösungen besser abgrenzen zu können und eventuelle Auswirkungen von einzelnen Handlungen, wie z. B. Blutentnahme, oder von Schmerzreaktionen und psychischen Einflüssen, auf die Versuchsergebnisse unter Kontrolle zu bringen, wurde eine Vergleichsgruppe mit Infusion einer normotonen Sorbitlösung in die Untersuchungsreihe aufgenommen.

B. Versuchsanordnung

Die einzelnen Zeitpunkte der Messung (Z. d. M.) sind so gewählt worden, daß sie eine Beurteilung der Ausgangslage sowie der Veränderungen durch die Testlösung bis zu 4 Std nach Ende der Infusion zulassen (Abb. 1).

Der genaue Ablauf der Versuche war folgender:

Flüssigkeits- und Nahrungskarenz 6 Std vor Versuchsbeginn.

Ruhelage 30 min vor Versuchsbeginn. Während dieser Zeit 3malige Puls- und Blutdruckkontrolle sowie eine kreislaufanalytische Messung.

Dann folgte die Bestimmung der Ausgangswerte [Z. d. M. (1)]. (Die Messungen zu den einzelnen Zeitpunkten werden durch arabische Zahlen in Klammern bezeichnet.) Nach Bestimmung der *Ausgangswerte* erfolgte die Infusion von 250 ml der jeweiligen Testlösung innerhalb von 20 min. Daran schloß sich nach 5 min die zweite Bestimmung [Z. d. M. (2)] zur Feststellung der *unmittelbaren Veränderungen* durch die Infusion der Testlösung an. Die dritte Bestimmung [Z. d. M. (3)] erfolgte *30 min*, die vierte [Z. d. M. (4)] *90 min*, und die fünfte [Z. d. M. (5)] *240 min* nach Beendigung der Infusion.

Von dieser Versuchsanordnung wich lediglich die Bestimmung der Urinwerte ab. Hier wurde zum Z. d. M. (1) der Stundenurinwert der Vorperiode angegeben. Weitere Urinwerte sind zu den Z. d. M. (3), (4) und (5) gemessen worden. Zu dem Z. d. M. (2) erfolgte in keinem der Versuche eine spontane Miktion. Von einer Katheterisierung der Harnblase wurde abgesehen. So repräsentieren die Urinwerte zum Z. d. M. (3) eine $1^1/_2$stündige, zum Z. d. M. (4) eine 1stündige und zum Z. d. M. (5) eine $2^1/_2$stündige Periode.

Während des Versuches durften die Personen keine Flüssigkeit zu sich nehmen. Zwischen der 4. und 5. Messung standen sie auf, nahmen jedoch 30 min vor der 5. Messung erneut eine Ruhelage ein.

Die *Blutentnahmen* erfolgten an einer Verweilkanüle, die nach jeder Entnahme mit einem Mandrin verschlossen wurde.

C. Versuchspersonen

Die Untersuchungen wurden an insgesamt 47 gesunden, freiwilligen, männlichen Versuchspersonen durchgeführt.

Keine der Personen hatte innerhalb der letzten 3 Wochen einen Unfall erlitten, stand in ärztlicher Behandlung oder hatte Blut gespendet.

Alle hatten eine 6stündige Flüssigkeits- und Nahrungskarenz vor dem Versuchsbeginn eingehalten und keine größeren Mengen an Flüssigkeit am Vorabend zu sich genommen.

Tabelle 1. *Mittelwert und Standardabweichungen von Alter, Größe und Gewicht Gruppe I : n = 7 ; Gruppe II–V : n = 10*

Gruppe	Alter (Jahre)	Größe (cm)	Gewicht (kg)
I	25,7 ± 2,1	176,1 ± 5,9	71,5 ± 5,4
II	24,0 ± 1,2	176,9 ± 4,1	71,6 ± 8,1
III	25,0 ± 5,0	179,2 ± 7,1	71,8 ± 9,5
IV	24,4 ± 1,6	183,9 ± 7,1	76,4 ± 7,8
V	25,8 ± 2,3	178,8 ± 7,4	74,1 ± 10,6

Die Durchschnittswerte und Standardabweichungen der einzelnen Merkmale, wie Alter, Größe und Gewicht der untersuchten Personen in den einzelnen Versuchsgruppen sind in der Tabelle 1 angegeben.

D. Untersuchte Testsubstanzen

An dieser Stelle werden nur diejenigen Merkmale der einzelnen Substanzen zusammengefaßt, die hinsichtlich der hier zu beschreibenden Untersuchungen von Bedeutung sind.

a) Sorbit (d-Sorbit, $C_6H_{14}O_6$)

Ein 6-wertiger Zuckeralkohol mit einem Molekulargewicht von 182,17 g.

Verteilung:

Die Substanz verteilt sich in wenigen Minuten im extracellulären Raum, in der Leber und in der Niere. Der Verteilungsraum ist größer als der des Inulins [39, 83, 90, 256].

Stoffwechsel:

Der 6-wertige Zuckeralkohol wird nach einheitlichen Angaben der Literatur [1, 37, 39, 90, 256, 288, 308, 309] in dem Organismus schnell metabolisiert, und zwar zunächst in Fruktose umgesetzt und sekundär auch in Glukose übergeführt.

Die Fruktosämie, die während der intravenösen Applikation von Sorbit auftritt, klingt nach Absetzen der Infusion rasch ab. Eine Glukosämie wurde bei lebergesunden Personen erst im Anschluß an die Fruktosämie beobachtet [1, 37, 59, 256, 262, 263, 286, 288, 307].

Ausscheidung:

Sorbit wird durch die Glomerula ausgeschieden und in den Tubuli nicht mehr rückresorbiert [37, 39, 45, 256, 261, 263].

Blutspiegel:

Über das Verhalten des Sorbitspiegels im Blut nach intravenöser Gabe berichteten mehrere Autoren [37, 45, 83, 200, 240, 281, 282]. Ihre Untersuchungen zeigen, entsprechend eigenen unveröffentlichten Ergebnissen, daß die Infusion zu einer dosierungsabhängigen hohen Konzentration führt. Die Substanz wird jedoch aus dem Blut schnell eliminiert und ist etwa 40 min nach Ende der Infusion im Blut kaum mehr nachweisbar.

b) Mannit (*d*-Mannit, $C_6H_{14}O_6$)

Der Alkohol der *d*-Mannose hat ein Molekulargewicht von 182,17 g.

Verteilung:

Nach intravenöser Verabreichung verteilt sich Mannit im extracellulären Raum, wobei das Verteilungsvolumen etwas größer ist als das des Inulins. Ein Gleichgewicht stellt sich bereits innerhalb von 30 min ein [79, 82, 266, 315, 316, 318].

Stoffwechsel:

Das Mannit wird im menschlichen Organismus nicht bzw. kaum verstoffwechselt [49, 62, 83, 91, 286, 318].

Ausscheidung:

Die Ausscheidung durch die Niere erfolgt relativ rasch; etwa 90% der verabreichten Menge wird über die Glomeruli filtriert und in den Tubuli nicht rückresorbiert. Die Ausscheidungsraten liegen nach 1 Std bei 30% und nach 6 Std etwa bei 75% der infundierten Menge [10, 12, 15, 16, 18, 31, 38, 58, 60, 71, 77, 78, 107, 114, 180, 183, 194, 201, 202, 216, 219, 220].

Blutspiegel:

Der Blutspiegel fällt rasch nach der Infusion ab, die Substanz ist jedoch noch über mehr als 6 Std im Blut nachweisbar [10, 17, 47, 49, 66, 71, 127].

c) Dextran 40 ($[C_6H_{10}O_5]_n$)

Die Dextrane sind aus Glukosemolekülen aufgebaute, hochmolekulare Polysaccharide. Das sog. niedermolekulare Dextran besitzt ein mittleres Molekulargewicht von ungefähr 40000 mit einer Molekulargewichtsverteilung von mehr als 90% der Moleküle zwischen 10000 und 80000 [111]. Der osmotische Effekt bzw. die Wasserbindungskapazität beträgt für die Substanz 20–25 ml H_2O/g [111].

Verteilung:

Die Dextranmoleküle verteilen sich überwiegend im intravasalen Raum. Die niedrigen Fraktionen mit einem Molekulargewicht unter 50000 können jedoch die Kapillarwand durchwandern und in den extracellulären Raum gelangen. Moleküle in der Größenordnung zwischen 14000 bis 18000 haben eine intravasale Halbwertszeit von etwa 15 min und sind nach 2 Std im Blut nicht mehr nachweisbar [5, 41, 98, 99, 111, 143, 174].

Stoffwechsel:

Ein Teil der parenteral verabreichten Dextranmenge wird in den Organen wie Leber, Milz und Niere mit einer Rate von etwa 70 mg/kg Körpergewicht in 24 Std metabolisiert [111, 174].

Ausscheidung:

Eine Elimination der Substanz über die Niere ist nachgewiesen worden [10]. Die Fraktion mit einem Molekulargewicht unter 50000 des Rheomacrodexpräparates wird sehr schnell glomerulär filtriert und im Urin ausgeschieden. Die Ausscheidungsrate beträgt nach 3 Std etwa 50% und nach 24 Std etwa 70% der infundierten Gesamtmenge [33, 73, 111, 112, 143, 153, 174, 186, 196, 297]. Eine Rückresorption ist nicht nachgewiesen worden.

Blutspiegel:

Bei den klinisch üblichen Dosierungen von ca. 0,5–1,5 l in einigen Stunden werden für einen normalen Erwachsenen nach Infusion von Dextran 40 in 0,9%iger Natriumchloridlösung Plasmakonzentrationen in der Größenordnung von 0,5–1,5 g/100 ml Plasma erreicht. Diese Konzentration im Plasma nimmt verhältnismäßig rasch ab; die Ursache hierfür ist die Elimination der kleineren Moleküle aus der Blutbahn; dies bedeutet, daß im Verlauf der Zeit der Anteil der größeren Moleküle im Plasma relativ zunimmt. Die Abnahme der Konzentration in den ersten 3 Std beträgt etwa 0,1 g%/Std [5, 35, 73, 98, 100, 153, 174, 196, 208, 252].

d) Harnstoff [$CO(NH_2)_2$]

Die kristalline Substanz Harnstoff hat ein Molekulargewicht von 60,06 g.

Verteilung:

Der Harnstoff verteilt sich sehr schnell im Gesamtkörperwasser. In 15 min nach intravenöser Gabe ist die Verteilung nahezu vollständig [6, 8, 30, 64, 66, 80, 144, 145, 146, 147, 175, 179, 191, 212, 229, 232, 236, 273, 280].

Stoffwechsel:

Eine Metabolisierung der infundierten Menge ist nicht nachgewiesen worden [49].

Ausscheidung:

Der intravenös verabreichte Harnstoff hemmt zunächst die eigentliche Ureabildung im Organismus, so daß die Urinausscheidung der Substanz weniger ansteigt als man es erwarten würde: sie beträgt etwa 1,64 g/Std. Es sind jedoch erhöhte Ausscheidungsraten einen Tag später beobachtet worden. Ein Teil der ausgeschiedenen Menge erfährt eine Rückdiffusion [179, 212, 213, 239].

Blutspiegel:

Die während der intravenösen Verabreichung angestiegene Harnstoffkonzentration im Blut fällt sehr rapid ab. Nach 3 min sind nur noch 50% der injizierten Menge in der Blutbahn vorzufinden [30, 66, 80, 175, 191, 213, 232, 280].

E. Untersuchungsgruppen

Die 47 Versuchspersonen wurden entsprechend der Art und Konzentration der einzelnen Testsubstanzen in den verschiedenen Infusionslösungen in 5 Gruppen aufgeteilt, die in der Tabelle 2 angegeben sind.

Die Gesamtbelastung durch Wasser und die einzelnen Testsubstanzen sind in der Tabelle 3 zusammengestellt.

Tabelle 2. *Versuchsgruppen*

Gruppe	Testlösung	verabreichte Menge (ml)	Anzahl der Personen
I	Sorbit normoton[a]	250	7
II	Sorbit 40%[b]	250	10
III	Mannit 20%[c]	250	10
IV	Sorbit 20%[d] mit 10% Dextran	250	10
V	Harnstoff 15%[e] mit 10% Invertzucker	250	10

[a] Extra hergestellt für die Versuche.
[b] Tutofusin S 40, Firma Pfrimmer & Co. Erlangen.
[c] Osmofundin 20%, Firma Braun Melsungen.
[d] Rheomacrodex 10% mit Sorbit 20%, Firma Knoll A. G. Ludwigshafen.
[e] Sterofundin U 30, Firma Braun Melsungen (eigene Verdünnung auf 15% mit 10% Invertzucker.

Tabelle 3. *Gesamtbelastung*

Gruppe	Wasser[a] ml/20 min	Substanz g/20 min		
I	240	Sorbit	13,8	75,8 mmol
II	180	Sorbit	100,0	548,9 mmol[b]
		Elektr. m mval		30,0 mmol
III	180	Mannit	50,0	274,5 mmol
IV	180	Sorbit +	50,0	274,5 mmol
		Dextran 40	25,0	
V	200	Urea + Invertzucker	57,5	763,3 mmol

[a] Nettomenge des Lösungswassers.
[b] 100 g Sorbit + 15 mval Na^+; 11,25 mval Cl^-; 3,75 mval $Azetat^-$ in 250 ml Testlösung.

F. Untersuchungsgrößen und Untersuchungsmethoden

a) Blutvolumen

Die zirkulierende Blutmenge wurde mit Hilfe des von WILLIAMS und FINE [312] entwickelten „Volemetron" unter Anwendung des mit Jod[131]-markierten Humanserum-Albumin (RIHSA) der Firma Philips-Duphar, Amsterdam (Holland) nach 5maliger wiederholter Ablesung ermittelt.

Die Aktivität der verwendeten Dosen lag zwischen 2,5–5,0 μC.

Die Präparate wurden stets unter den gleichen Bedingungen angeliefert und kühl (um 4° C) gelagert.

Die Mischungszeit betrug in den Versuchen 10 min.

Auf eine Vorbehandlung mit Jod zur Blockierung der Schilddrüse wurde bewußt verzichtet, da Voruntersuchungen zeigten, daß damit die Genauigkeit der Methode bei der kurzen Mischungszeit nicht zu verbessern war.

Der Injektionsort für die Jod[131]-Albumin-Dosis wechselte bei jeder neuen Bestimmung. Die Injektion der Testdosis und die Entnahme des „post-mix"-Blutes wurden nie am gleichen Arm vorgenommen. Die Blutentnahmen für die „prä- und post-mix"-Proben erfolgten ohne jegliche Stauung. Auf alle in der Literatur [4, 5, 7, 312] vorgeschlagenen Maßnahmen hinsichtlich der exakten Abnahme und Meßtechnik wurde geachtet.

b) Erythrozytenzahl

Die Auszählung der Erythrozyten nahm man in der Zählkammer nach BÜRKER entsprechend den Vorschriften von HENNING [124] vor.

c) Hämoglobinkonzentration im Blut

Bevorzugt wurde die Cyanhämoglobin-Methode für die Messung am Photometer „Eppendorf" mit Filter Hg 546 mm.

d) Hämatokritwert

Die Bestimmung erfolgte mit der Mikrozentrifuge (Ecco-Quick-Zentrifuge 8800) nach 3 min Zentrifugieren bei 13 400 U/min. Keiner der Werte wurde für das sog. „trapped" Plasma korrigiert.

e) Na+-, K+- und Ca++-Konzentrationen im Serum und Urin

Die Elektrolytkonzentrationen wurden mit dem „Eppendorf-Flammenphotometer gemessen.

f) Cl--Konzentration im Serum und Urin

Die Bestimmung wurde mittels der jodometrischen Methode, wie von HENNING [124] angegeben, durchgeführt; die Titration erfolgte mit einer Mikrobürette.

g) Osmolarität im Serum und Urin

Die reale Osmolarität der genannten Flüssigkeiten wurde mit dem Kryoskopie-Gerät nach KNAUER ermittelt. Die Kühlleistung des Gerätes stellte man so ein, daß die Messung mit der 0,3 ml Küvette 1–2 min in Anspruch nahm.

h) Urinmenge

Die nach spontaner Miktion gewonnenen Mengen sind im Meßzylinder gemessen worden.

Alle hier beschriebenen Messungen – mit Ausnahme der Blutvolumenbestimmung – sind als Doppelbestimmungen vorgenommen worden.

Die Blut- und Serum-Werte wurden im venösen Blut bestimmt.

G. Methoden der statistischen Auswertung

a) Gesammelte Daten

Nach der Ermittlung der Ergebnisse der durchgeführten Experimente lagen für die statistische Auswertung 18 ursprüngliche und 2 abgeleitete Variablen zu den einzelnen angegebenen Zeitpunkten an insgesamt 47 männlichen Versuchspersonen vor, die in 5 Gruppen aufgeteilt waren. Die so ermittelten insgesamt 3854 Einzeldaten wurden auf Lochkarten übertragen und die Berechnung am Deutschen Rechenzentrum in Darmstadt sowie in dem Institut für medizinische Statistik und Dokumentation (Direktor: Prof. Dr. Dr. S. KOLLER) durchgeführt.

b) Statistische Auwertungsmethodik

Die grundsätzlichen Fragen, die an das Material gestellt worden sind, betrafen folgende Probleme:

1. Sind die Versuchsgruppen hinsichtlich Alter, Größe, Gewicht und Gesamtblutvolumen homogen?

Als Versuchspersonen wurden männliche Studenten zwischen 22 und 30 Jahren ausgewählt, die sich freiwillig zur Verfügung gestellt hatten. Da die Meßgrößen außer von dem Geschlecht auch von Alter, Körpergröße und -gewicht beeinflußt werden können, mußte zunächst untersucht werden, ob sich die 5 Gruppen hinsichtlich dieser Meßgrößen mehr als zufällig unterschieden. Diese Prüfung wurde ebenfalls für die Ausgangswerte der Blutvolumina in den einzelnen Gruppen vorgenommen. Diese Frage wurde mit Hilfe der einfachen Varianzanalyse geklärt [161, 226]. Die gewählte Irrtumswahrscheinlichkeit war $\alpha \leq 0,01$.

2. Welchen Mittelwert zeigen die Meßergebnisse zu den einzelnen Zeitpunkten, und wie groß sind die Standardabweichungen als Maß der Streuung der Einzelwerte um ihren Mittelwert?

$$\text{Mittelwert} = \bar{x} = \frac{1}{n} \cdot \sum_{i=1}^{n} x_i$$

$$\text{Standardabweichung} = s = \sqrt{\frac{S_{xx}}{n-1}}$$

$$\text{wobei } S_{xx} = \sum_{i=1}^{n} x^2 - \frac{\left(\sum_{i=1}^{n}\right)^2}{n}.$$

Wird das Symbol $\bar{d}$ angewandt, dann stammt der Mittelwert aus der Verteilung von Differenzen.

3. Welche Unterschiede sind innerhalb der einzelnen Gruppen in den ermittelten Meßgrößen zwischen dem Ausgangswert [Z.d.M. (1)] und den jeweiligen Werten der übrigen Zeitpunkte der Messung [Z.d.M. (2), (3), (4) und (5)] nachweisbar, und wie groß sind diese Unterschiede?

Da die 5 Messungen innerhalb einer Gruppe an denselben Versuchspersonen erfolgten, bietet sich für die Beantwortung dieser Fragen folgendes Vorgehen an:

Innerhalb einer Gruppe wird für jede Versuchsperson die Differenz zwischen den Meßwerten zweier Zeitpunkte bestimmt (jeweils gegen den Ausgangswert) und der Mittelwert der Differenz und sein Konfidenzbereich berechnet [151]. Dieser Wert ist ein Schätzwert für die Zunahme oder für die Abnahme der Meßwerte gegenüber dem Ausgangswert. Die Durchführung von mehreren t-Tests an miteinander korrelierten Größen ist nicht erlaubt, da sich die Irrtumswahrscheinlichkeiten verschieben würden, wenn die Ergebnisse zusammenhängen. Um diese Schwierigkeiten zu umgehen, wurden die Konfidenzbereiche für die Mittelwerte der Differenzen nach folgender Formel berechnet:

$$\bar{d} \pm t_{0,01}\, s_{\bar{d}} \quad \text{bzw.} \quad \bar{d} \pm t_{0,05}\, s_{\bar{d}}$$

Innerhalb dieser Bereiche liegt in 99 bzw. 95 von 100 Fällen der Mittelwert der Grundgesamtheit.

4. Welche Veränderungen treten in den einzelnen Meßgrößen zu den angegebenen Zeitpunkten durch die spezifische Wirkung der hypertonen Lösungen auf?

Mit den beiden vorausgegangenen Tests wurden die Ergebnisse lediglich innerhalb der Gruppen geprüft. Um die hier genannte Frage beantworten zu können, verglich man die Werte der Kontrollgruppe mit denen der übrigen Untersuchungsgruppen zeitgerecht. Hierfür bot sich der t-Test für nicht verbundene Stichproben an. Nach KOLLER wird die Standardabweichung aus den Abweichungen der Einzelwerte von ihren beiden

Mittelwerten geschätzt:

$$s = \frac{S_{x_1 x_1} + S_{x_2 x_2}}{n_1 + n_2 - 2}.$$

Den t-Wert erhält man aus dem Quotienten der Differenzen der Mittelwerte und aus dem Standardfehler der Differenzen:

$$t = \frac{\bar{x}_2 - \bar{x}_1}{S_{\mathrm{Diff}}} \quad \text{wobei} \quad S_{\mathrm{Diff}} = s \frac{1}{n_1} + \frac{1}{n_2}.$$

$\bar{x}_2$ bezieht sich auf den Mittelwert der Kontrollgruppe und $\bar{x}_1$ auf den der jeweils zu vergleichenden Untersuchungsgruppe. Die Irrtumswahrscheinlichkeit für den errechneten t-Wert wird in Abhängigkeit von $n_1 + n_2 - 2$ Freiheitsgraden in einer t-Tabelle abgelesen.

5. Bestehen Zusammenhänge zwischen den akuten, d. h. den unmittelbar nach der Infusion der Testlösung aufgetretenen Veränderungen innerhalb der einzelnen Untersuchungsgruppen in den Meßgrößen: Blutvolumen, Hämatokritwert, Hämoglobinkonzentration und Erythrozytenzahl? Zu diesem Zweck wurden die Differenzen der Meßwerte zum Z. d. M. (1) und zum Z. d. M. (2) (1–2) herangezogen.

Für die chronischen, d. h. die im späteren Verlauf der Versuche auftretenden Veränderungen wurde die Frage geprüft, ob die Veränderungen des zirkulierenden Blutvolumens durch die gesteigerte Harnausscheidung beeinflußt werden. Hierfür prüfte man die Differenzen der Meßgrößen zum Z. d. M. (3) und Z. d. M. (1) (3–1), zum Z. d. M. (4) und Z. d. M. (1) (4–1) und zum Z. d. M. (5) und Z. d. M. (1) (5–1).

Zur Beantwortung dieser Fragen wurde die Korrelationsstatistik, die den Grad eines Zusammenhanges von zwei oder mehr Reihen von Zahlen angibt, verwendet. Der Korrelationskoeffizient läßt sich formelmäßig auf mannigfache Art ausdrücken. Es wurde folgende Formel verwendet:

$$r_{xy} = \frac{S_{xy}}{\sqrt{S_{xx} S_{yy}}}$$

$$\text{wobei} \quad S_{xy} = \sum_{i=1}^{n} xy - \frac{1}{n} \cdot \sum_{i=1}^{n} x \cdot \sum_{i=1}^{n} y.$$

6. Wie hoch sind die absoluten Ausscheidungsgrößen für Wasser, Na^+, K^+, Ca^{++} und Cl^- innerhalb der einzelnen Gruppen und der Versuchsperiode nach der Infusion der Testlösung?

Hierfür wurden die Meßwerte der oben angegebenen Variablen zu den Zeitpunkten (3) bis (5) addiert, aus den Konzentrationen die absoluten Größen bestimmt, die Mittelwerte und Standardabweichungen errechnet und die Konfidenzintervalle gegen Null mit einer Irrtumswahrscheinlichkeit von 1% bzw. 5% festgehalten.

7. Wie hoch sind die Ausscheidungen von Wasser, Na+, K+, Ca++ und Cl⁻, hervorgerufen durch die einzelnen Testlösungen, innerhalb der Gruppen und der Versuchsperiode nach der Infusion der Testlösung unter der Annahme, daß die Stundenurinwerte der Vorperiode ohne die Infusion der Testlösung auch während der Versuchsdauer fortbestanden hätten?

Für diese Frage wurden die Stundenurinwerte der Vorperiode [Z. d. M. (1)] mit 5 multipliziert (die tatsächliche Versuchsperiode dauerte 5 Stunden), die Urinwerte zum Zeitpunkt (3), (4) und (5) addiert, die Differenzen der so gebildeten Größen festgehalten und die Mittelwerte, Standardabweichungen und die Konfidenzintervalle mit einer Irrtumswahrscheinlichkeit von 1% bzw. 5% errechnet.

8. Der Frage nach der uniformen Wirkungsweise der vier verwendeten hypertonen Lösungen zu den gemessenen Zeitpunkten in bezug auf die ausgewählten Größen, wie Blutvolumen und Urinausscheidung, wurde mit Hilfe einer dreifach hierarchischen Varianzanalyse nachgegangen [46]. Im Prinzip werden dadurch die Varianzen der Meßgrößen innerhalb der einzelnen Gruppen sowie die Wechselwirkung zwischen den Gruppen und den Zeitpunkten auf die Zufälligkeit geprüft. Ist der F-Wert bei der Wechselwirkung zwischen den Gruppen und den Zeitpunkten signifikant, so bedeutet dies, daß der zeitliche Wirkungsverlauf der hypertonen Lösungen in den einzelnen Gruppen voneinander unterschiedlich ist.

III. Ergebnisse*

A. Homogenität der Untersuchungsgruppen

In der Tabelle 4 sind die Ergebnisse der Varianzanalysen zusammengestellt. Keiner der F-Werte war bei den geprüften Faktoren, wie Alter, Größe und Gewicht, signifikant. Ebenfalls zeigte sich kein signifikanter Unterschied zwischen den Ausgangswerten des Blutvolumens in den einzelnen Untersuchungsgruppen.

Bei der folgenden numerischen Wiedergabe der Ergebnisse werden die Mittelwerte derjenigen Abweichungen angegeben, die einen statistisch nachweisbaren ($\alpha \leq 0,01$; $\alpha \leq 0,05$) Unterschied gegen den zugehörigen Ausgangswert aufweisen. Die Abweichungen in Prozent sind in Klammern aufgeführt.

---

* Die errechneten Mittelwerte der zugrunde liegenden Meßgrößen zu den einzelnen Zeitpunkten der Messung (Z. d. M.) wurden in den Abb. 2–26 (S. 38–62) graphisch dargestellt.

Tabelle 4. *Varianzanalysen zur Prüfung der Homogenität der Gruppen. (Die Werte in Klammern sind die Mindestwerte der Testgrößen bei einer Irrtumswahrscheinlichkeit von α ≤ 0,01.) Die SAQ-Werte sind aus Platzgründen weggelassen worden.*

Merkmal	Freiheits-grade	MAQ	F
zwischen	4	5,84	0,71
innerhalb	42	8,27	(3,80)
gesamt	46		
zwischen	4	85,20	2,00
innerhalb	42	42,52	(3,80)
gesamt	46		
zwischen	4	43,57	0,58
innerhalb	42	75,50	(3,80)
gesamt	46		
zwischen	4	1 088 406,52	2,67
innerhalb	42	407 593,40	(3,80)
gesamt	46		

B. Veränderungen des Blutvolumens und der Blutzusammensetzung

Gesamtblutvolumen (BV):

Eine vorübergehend signifikante Zunahme um 122,9 ml (2,4%) beobachtete man lediglich in der Gruppe I, und zwar 30 min nach Ende der Infusion.

Abnahmen des BV traten in den Gruppen II und IV auf, mit dem Unterschied, daß in der Gruppe II das BV bereits unmittelbar nach Ende der Infusion um 173,0 ml (3,0%) auffällig erniedrigt war, um 30 min später einen signifikanten Abfall um 196,0 ml (3,4%) aufzuzeigen. Dagegen waren im späteren Verlauf keine Veränderungen mehr zu beobachten. In der Gruppe IV erfolgte eine signifikante Abnahme um 355,0 ml (5,7%) erstmalig zum Z. d. M. (4). Das BV war noch am Ende der Versuchsperiode [Z. d. M. (5)] um 240,0 ml (3,9%) auffällig erniedrigt.

In den Gruppen III und V waren keine signifikanten oder auffälligen Veränderungen zu den einzelnen Z. d. M. festzustellen (Abb. 2–6).

Plasmavolumen (PV):

Das PV war in keiner der Untersuchungsgruppen erhöht.

In der Gruppe II trat zum Z. d. M. (3) eine auffällige Abnahme um 133,5 ml (4,1%) auf. In der Gruppe IV waren die Werte des PV zum Z. d. M. (4) um 295,9 ml (8,0%) und zum Z. d. M. (5) um 281,5 ml (7,6%)

ebenfalls auffällig erniedrigt. In der Gruppe V trat am Ende der Versuchsperiode [Z. d. M. (5)] eine signifikante Abnahme des PV um 150,8 ml (4,4%) ein (Abb. 2–6).

Gesamterythrozytenvolumen (Ery.-Vol.) :

Eine auffällige Zunahme um 79,8 ml (3,3%) war lediglich in der Gruppe V zum Z. d. M. (5) festgehalten worden.

Auffällige Abnahmen des Ery.-Vol. waren in der Gruppe II um 202,7 ml (8,3%) und in der Gruppe V um 142,9 ml (5,9%) unmittelbar nach Ende der Infusion [Z. d. M. (2)] zu registrieren (Abb. 2–6).

Erythrozytenzahl (Ery.-Zahl) :

Eine Zunahme der Erythrozytenzahl war in keiner der Gruppen aufgetreten.

Signifikant erniedrigt war die Ery.-Zahl um 0,45 Mill./l (9,2%) unmittelbar nach Ende der Infusion [Z. d. M. (2)] in der Gruppe II. Zu dem gleichen Zeitpunkt waren die Werte in der Gruppe V um 0,44 Mill./l (9,9%) auffällig abgefallen (Abb. 7–11).

Hämoglobinkonzentration (Hb) :

In den Versuchsgruppen I und IV waren keine Veränderungen vorhanden, während die Konzentrationen in der Gruppe II um 0,94 g% (5,9%)[1], in der Gruppe III um 0,96 g% (6,2%) und in der Gruppe V um 0,64 g% (4,0%) unmittelbar nach der Infusion signifikant abfielen. Veränderungen zu den übrigen Z. d. M. waren nicht zu beobachten (Abb. 7 bis 11).

Hämatokritwert (Htk) :

Die Htk-Werte waren unmittelbar nach der Infusion [Z. d. M. (2)] in der Gruppe II um 2,3% (5,4%) auffällig erniedrigt, und in der Gruppe III zeigte sich ein signifikanter Abfall um 2,5% (5,9%).

Ein signifikanter Anstieg um 1,9% (45,6%) trat nur in der Gruppe V am Ende der Versuchsperiode [Z. d. M. (5)] auf. Die übrigen Abweichungen ließen sich statistisch nicht sichern (Abb. 7–11).

---

[1] In Klammern werden die prozentualen Abweichungen der gesicherten Mittelwerte von dem Mittelwert des jeweiligen Ausgangswertes angegeben.

C. Veränderungen der Elektrolytkonzentrationen im Serum

Natriumion (Na+):

Die Natriumkonzentration im Serum war in allen Gruppen unmittelbar nach der Infusion der Testlösung [Z. d. M. (2)] vermindert. Signifikante Abnahmen waren jedoch nur in der Gruppe II um 10,0 mval/l (7,5%) und in der Gruppe III um 6,3 mval/l (4,7%) zu beobachten. In der Gruppe IV war der Abfall mit 3,3 mval/l (2,5%) lediglich als auffällig zu bezeichnen.

Die Normalisierung der Natriumkonzentration erfolgte nur in der Gruppe III zögernd, wobei die Verminderung zum Z. d. M. (3) mit 3,7 mval/l (2,8%) und zum Z. d. M. (4) mit 2,4 mval/l (1,8%) nur noch auffällig war (Abb. 12–16).

Kaliumion (K+):

In der Gruppe II und IV nahm die Kaliumkonzentration im Serum unmittelbar nach der Infusion der Testlösung signifikant zu. In der Gruppe II betrug der Anstieg zum Z. d. M. (2) 0,69 mval/l (17,4%) und zum Z. d. M. (3) 0,41 mval/l (10,4%). In der Gruppe IV wurde die signifikante Erhöhung der K+-Konzentration um 0,59 mval/l (15,7%) nur zum Z. d. M. (3) registriert. In der Gruppe III erwies sich die Zunahme der K+-Konzentration zum Z. d. M. (2) um 0,43 mval/l (11,0%), zum Z. d. M. (3) um 0,55 mval/l (14,1%) und zum Z. d. M. (4) um 0,32 mval/l (8,2%) als auffällig (Abb. 12–16).

Calciumion (Ca++):

Lediglich in der Gruppe II stieg die Ca++-Konzentration im Serum um 4,89 mval/l (8,2%) am Ende der Versuchsperiode [Z. d. M. (5)] signifikant an.

Signifikante Abnahmen waren in der Gruppe II um 0,51 mval/l (10,7%) und in der Gruppe III um 0,23 mval/l (5,1%) unmittelbar nach Ende der Infusion [Z. d. M. (2)] der Testlösung festgestellt worden (Abb. 12–16).

Chloridion (Cl−):

Eine Abnahme der Cl−-Konzentration im Serum wurde in den Gruppen II, III und IV registriert. Der Abfall war in der Gruppe II zum Z. d. M. (2) mit 4,5 mval/l (4,0%) signifikant. Die Werte waren in der Gruppe III zum Z. d. M. (2) mit 4,2 mval/l (3,8%) und zum Z. d. M. (4) mit 2,2 mval/l (2,0%) sowie in der Gruppe IV zum Z. d. M. (2) mit 3,1 mval/l (2,8%) auffällig erniedrigt.

2   A. u. W., 46, Osmotherapeutika

Eine statistisch auffällige Zunahme der Cl^--Konzentration war in der Gruppe I zum Z. d. M. (3) um 1,17 mval/l (1,6 %) zu beobachten (Abb. 12 bis 16).

Plasmaosmolarität (Osm_P) :

In der Gruppe I war die Osm_P nur unmittelbar nach Ende der Infusion [Z. d. M. (2)] um 9,9 mosm/l (3,4 %) auffällig erniedrigt.

In der Gruppe II wurde zum Z. d. M. (2) eine signifikante Zunahme der Osm_P um 38,3 mosm/l (13,0 %) gemessen, dagegen nahm die Osm_P zum Z. d. M. (4) um 10,4 mosm/l (3,6 %) signifikant ab. In der Gruppe III registrierte man lediglich zum Z. d. M. (4) einen signifikanten Abfall um 11,7 mosm/l (4,0 %). In der Gruppe IV war die Osm_P zum Z. d. M. (2) um 7,8 mosm/l (2,6 %) auffällig und zum Z. d. M. (4) um 3,8 mosm/l (1,3 %) sowie zum Z. d. M. (5) um 8,1 mosm/l (2,7 %) signifikant erhöht. In der Gruppe V fand man einen signifikanten Anstieg zum Z. d. M. (3) um 4,5 mosm/l (1,5 %) und zum Z. d. M. (5) um 6,6 mosm/l (2,2 %). Zum Z. d. M. (3) war die Osm_P um 3,2 mosm/l (1,1 %) auffällig angestiegen (Abb. 17–21).

D. Veränderungen der Urinausscheidung und der Elektrolytkonzentrationen im Urin

Urinosmolarität (Osm_U) :

In allen Untersuchungsgruppen war eine Abnahme der Osm_U zu registrieren.

Signifikant nahm die Osm_U in der Gruppe II zum Z. d. M. (3) um 411,0 mosm/l (39,4 %) und in der Gruppe III zum Z. d. M. (3) um 353,5 mosm/l (37,0 %), zum Z. d. M. (4) um 309,5 mosm/l (32,4 %) und zum Z. d. M. (5) um 104,1 mosm/l (10,9 %) ab. Der Abfall der Osm_U war in der Gruppe IV zum Z. d. M. (3) mit 328,5 mosm/l (32,1 %) und zum Z. d. M. (4) mit 258,2 mosm/l (28,3 %) sowie in der Gruppe V zum Z. d. M. (3) mit 256,9 mosm/l (28,3 %) ebenfalls signifikant. Auffällig verminderte sich die Osm_U in der Gruppe I zum Z. d. M. (4) um 102,3 mosm/l (10,7 %) und in der Gruppe V zum Z. d. M. (4) um 136,1 mosm/l (15,0 %) (Abb. 17–21).

Urinmenge :

In allen Untersuchungsgruppen war zu jedem Zeitpunkt der Messung nach der Infusion der Testlösung ein signifikanter Anstieg der ausgeschiedenen Urinmenge nachzuweisen. Eine Ausnahme bildete lediglich die Gruppe I zum Z. d. M. (4), wo die Ausscheidung mit 33,86 ml (121,6 %) nur auffällig erhöht war.

Die ausgeschiedene Urinmenge war in der Gruppe I zum Z. d. M. (3) um 122,86 ml (441,3%), zum Z. d. M. (5) um 42,9 ml (153,9%), in der Gruppe II zum Z. d. M. (3) um 569,5 ml (1372,3%), zum Z. d. M. (4) um 103,5 ml (249,4%) und zum Z. d. M. (5) um 62,5 ml (149,4%) angestiegen. In der Gruppe III, IV und V lagen die Werte zum Z. d. M. (3) um 400,5 ml (1231,3%), 277,6 ml (610,3%) bzw. um 318,3 ml (891,6%), zum Z. d. M. (4) um 229,5 ml (706,2%), 163,5 ml (227,5%) bzw. um 138,3 ml (387,4%) und zum Z. d. M. (5) um 172,5 ml (530,7%), 65,5 ml (144,0%) bzw. 187,3 ml (534,7%) signifikant höher als der jeweilige Ausgangswert (Abb. 17–21). Man muß hierbei noch bedenken, daß bei der Prüfung der Signifikanz auf die unterschiedlichen Zeitintervalle bewußt keine Rücksicht genommen wurde.

Natriumion (Na^+) :

Signifikante Abnahmen der Na^+-Konzentration im Urin waren in den Gruppen II und III zu beobachten.

In der Gruppe II trat ein Abfall zum Z. d. M. (3) um 83,5 mval/l (45,9%) und zum Z. d. M. (4) um 60,4 mval/l (33,2%) auf. In der Gruppe III war die Na^+-Konzentration zu den Z. d. M. (3), (4) und (5) um 73,9 mval/l (44,2%), um 63,5 mval/l (37,9%) bzw. um 41,2 mval/l (24,6%) erniedrigt.

In der Gruppe IV fiel die Na^+-Konzentration zum Z. d. M. (3) um 53,9 mval/l (34,9%) und zum Z. d. M. (4) um 52,6 mval/l (47,6%), in der Gruppe V zum Z. d. M. (3) um 39,1 mval/l (28,6%) auffällig ab (Abb. 22–26).

Kaliumion (K^+) :

Signifikante Abnahmen beobachtete man in der Gruppe II zum Z. d. M. (3) um 38,23 mval/l (60,9%) und zum Z. d. M. (4) um 31,55 mval/l (61,4%), in der Gruppe III zum Z. d. M. (3) um 45,56 mval/l (64,9%) und zum Z. d. M. (4) um 40,82 mval/l (58,1%), in der Gruppe IV zum Z. d. M. (3) um 29,9 mval/l (53,1%), zum Z. d. M. (4) um 52,6 mval/l (47,6%) sowie in der Gruppe V zum Z. d. M. (3) um 21,5 mval/l (40,5%) und zum Z. d. M. (4) um 21,9 mval/l (41,2%).

Am Ende der Versuchsperiode [Z. d. M. (5)] war die K^+-Konzentration nur noch in der Gruppe III um 25,32 mval/l (36,1%) erniedrigt, und zwar statistisch lediglich auffallend (Abb. 22–26).

Calciumion (Ca^{++}) :

Die Ca^{++}-Konzentration im Urin fiel in allen Untersuchungsgruppen ab.

Signifikant war der Abfall in der Gruppe II zum Z. d. M. (3) um 6,84 mval/l (57,4%), in der Gruppe III zum Z. d. M. (3) um 8,45 mval/l

(75,6%), zum Z.d.M. (4) um 8,25 mval/l (70,9%) und zum Z.d.M. (5) um 7,61 mval/l (65,4%) sowie in der Gruppe V zum Z.d.M. (3) um 5,38 mval/l (51,0%), zum Z.d.M. (4) um 6,80 mval/l (64,4%) und zum Z.d.M. (5) um 6,65 mval/l (62,1%).

Auffällige Abnahmen der Ca^{++}-Konzentration im Urin wurden in der Gruppe I zum Z.d.M. (3) um 4,33 mval/l (38,6%) und zum Z.d.M. (5) um 5,17 mval/l (46,1%) sowie in der Gruppe IV zum Z.d.M. (3) um 6,54 mval/l (45,9%), zum Z.d.M. (4) um 7,33 mval/l (53,8%) und zum Z.d.M. (5) um 7,63 mval/l (53,5%) beobachtet (Abb. 22–26).

Chloridion (Cl^-) :

Die Cl^--Konzentration war zum Z.d.M. (3) in der Gruppe II um 119,3 mval/l (47,7%), in der Gruppe III um 108,6 mval/l (46,6%), in der Gruppe IV um 84,3 mval/l (39,0%) und in der Gruppe V um 77,2 mval/l (38,0%) abgefallen.

Ein gesicherter Abfall um 93,8 mval/l (37,5%) zum Z.d.M. (4) in der Gruppe II sowie um 100,9 mval/l (43,3%) zum Z.d.M. (4) und um 69,9 mval/l (30,0%) zum Z.d.M. (5) in der Gruppe III blieb bestehen.

Eine auffällige Abnahme der Cl^--Konzentration registrierte man in der Gruppe II zum Z.d.M. (5) um 59,9 mval/l sowie in der Gruppe IV und V zum Z.d.M. (4) um 74,9 mval/l (34,7%) bzw. um 80,5 mval/l (39,6%). In der Gruppe I waren keine Veränderungen nachweisbar (Abb. 22–26).

E. Verluste an Wasser und Elektrolyten durch die Harnausscheidung

Gesamtausscheidung

Die absoluten Größen der Wasser- und Elektrolytausscheidung durch den Harn sind in den Tabellen 5 und 6 angegeben.

Tabelle 5. *Gesamtausscheidung*

Gruppe	Wasser (ml)	Na^+ (mval)	K^+ (mval)	Ca^{++} (mval)	Cl^- (mval)
I	283,1	53,9	15,6	1,9	58,9
	± 72,1	± 10,0	± 3,5	± 0,7	± 12,2
II	859,5	95,7	23,0	5,3	122,5
	± 159,9	± 34,9	± 5,5	± 1,4	± 35,9
III	900,0	95,7	27,5	3,1	123,0
	± 142,2	± 29,5	± 6,5	± 1,6	± 29,8
IV	583,2	65,0	16,7	4,0	81,9
	± 213,4	± 21,4	± 6,7	± 1,9	± 26,8
V	751,0	78,3	25,0	3,3	100,5
	± 174,1	± 39,3	± 11,1	± 1,4	± 38,3

In der Tabelle 5 sind die Werte der Gesamtausscheidung an Wasser und Elektrolyten, die nach der Infusion der jeweiligen Testlösung zu den Zeitpunkten der Messung (3), (4) und (5) festgehalten wurden, zusammengefaßt [zum Z.d.M. (2) erfolgte, wie schon beschrieben, in keiner der Versuchsgruppen eine spontane Miktion].

Nettoausscheidung:

Um im späteren prüfen zu können, welche qualitativen und quantitativen Forderungen an eine Ersatztherapie nach Anwendung der von uns untersuchten hypertonen Lösungen gestellt werden müssen, sind die Werte der Nettoausscheidung, unter Berücksichtigung der infundierten Mengen an Wasser und Elektrolyten, errechnet worden. Die absoluten Größen dieser Bilanzwerte repräsentieren die Nettoverluste nach der Infusion der einzelnen Testlösungen, die bis zum Ende der Versuchsperiode registriert worden sind (Tab. 6).

Tabelle 6. *Nettoausscheidung*

Gruppe	Wasser (ml)	Na$^+$ (mval)	K$^+$ (mval)	Ca^{++} (mval)	Cl$^-$ (mval)
I	43,1	53,9	15,6	1,9	58,9
II	679,5	80,7	23,0	5,3	111,3
III	720,0	95,7	27,5	3,1	123,0
IV	403,0	65,0	16,7	4,0	81,9
V	551,0	78,3	25,0	3,3	100,5

F. Ersatzlösungen

In der Tabelle 7 ist die Zusammensetzung der einzelnen Ersatzlösungen in mval/l angegeben. Die Konzentrationen der zu infundierenden Ionen wurden aus den Nettoverlusten errechnet.

Die erforderliche Menge der Ersatzlösung ergibt sich aus der Nettoausscheidung (Harnmenge in 5 Std abzüglich der infundierten Wassermenge).

Tabelle 7. *Ersatzlösungen nach Anwendung der einzelnen hochprozentigen Lösungen*

Gruppe	Na$^+$ mval/l	K$^+$ mval/l	Ca^{++} mval/l	Cl$^-$ mval/l
I	1250,5	361,9	44,1	1366,5
II	118,6	33,8	7,8	163,6
III	132,1	38,0	4,3	169,7
IV	161,2	41,4	9,9	203,1
V	141,7	45,3	6,0	181,9

Die Streuung der hier im Mittel angegebenen Werte lag um ±30%.

G. Diureseeffekt der einzelnen Testlösungen

Die überschüssige Ausscheidung von Wasser und Elektrolyten, verursacht durch die Infusion der einzelnen Testlösungen, ist in der Tabelle 8 zusammengefaßt.

In allen Untersuchungsgruppen ergab die statistische Prüfung eine signifikante ($\alpha \leq 0,01$) Steigerung der Wasser- und Elektrolytausscheidung.

Tabelle 8. *Diuresewirkung*

Gruppe	Wasser (ml)	Na$^+$ (mval)	K$^+$ (mval)	Ca^{++} (mval)	Cl$^-$ (mval)
I	143,9	28,6	3,2	0,6	26,4
	± 107,8	± 9,1	± 14,0	± 0,6	± 16,7
II	652,0	55,5	9,9	2,9	67,1
	± 179,2	± 29,5	± 9,4	± 1,2	± 33,5
III	737,5	68,6	16,6	1,2	85,4
	± 171,2	± 31,0	± 7,5	± 1,9	± 38,5
IV	355,7	30,5	4,2	0,9	35,5
	± 234,4	± 26,0	± 13,0	± 2,2	± 36,9
V	572,5	52,7	15,7	1,7	63,2
	± 176,0	± 30,0	± 12,4	± 1,7	± 35,7

H. Spezifische Wirkung der hochprozentigen Lösungen

Bei der Gegenüberstellung der Kontrollgruppe mit den anderen Untersuchungsgruppen konnten die Ergebnisse, wie die Veränderungen des Blutvolumens und der Blutzusammensetzung sowie die Veränderungen der Harnausscheidung, größtenteils weiter erhärtet werden. In der Tabelle 9 sind die t-Werte, die eine Signifikanz von $\alpha \leq 0,01$ zeigen, durch kursive und die t-Werte, die auffällige Unterschiede ($\alpha \leq 0,05$) zeigen, durch halbfette Ziffern hervorgehoben.

Für das Blutvolumen zeigte die Prüfung der Differenz zwischen Z.d.M. (3) und Z.d.M. (1) (3–1) in den Gruppen II, IV und V eine Signifikanz, die in der Gruppe IV auch zwischen Z.d.M. (4) und Z.d.M (1) (4–1) bestand. Statistisch auffällige Unterschiede waren bei den Differenzen zwischen Z.d.M. (2) und Z.d.M. (1) (2–1) und zwischen Z.d.M. (4) und Z.d.M. (1) (4–1) in der Gruppe II und V vorhanden. In der Gruppe III fehlte bei allen Differenzen und in den übrigen Gruppen bei den Differenzen zwischen Z.d.M. (5) und Z.d.M. (1) (5–1) ein signifikanter oder auffälliger Unterschied.

In bezug auf die Hämoglobinkonzentration waren die t-Werte bei der Prüfung der Differenzen nur zwischen Z.d.M. (2) und Z.d.M. (1) (2–1) in allen Gruppen signifikant.

Allein in der Gruppe V zeigte der Unterschied der Hämatokritwerte, und zwar bei den Differenzen zwischen Z.d.M. (5) und Z.d.M. (1) (5–1), einen signifikanten t-Wert.

Bei der Harnmenge konnten alle Unterschiede der Differenzen als statistisch signifikant bzw. auffällig angesehen werden mit Ausnahme der Gruppen II und IV, wo sich für die Differenzen zwischen Z.d.M. (5) und Z.d.M. (1) keine statistisch gesicherten Unterschiede nachweisen ließen.

Tabelle 9. *t-Test für nicht verbundene Stichproben*

Kontrolle gegen		Sorbit	Mannit	Rheo macrodex	Harnstoff
Blutvolumen	(2–1)	**2,44**	2,08	1,93	**2,13**
	(3–1)	*8,42*	1,65	*6,57*	*5,64*
	(4–1)	**2,62**	1,93	*3,12*	**2,68**
	(5–1)	0,03	0,77	— 0,02	— 1,04
Hämoglobin	(2–1)	— *8,12*	— 6,71	— *6,53*	— *10,44*
	(3–1)	— 0,08	0,31	0,23	— 0,56
	(4–1)	— 1,10	— 1,04	— 0,93	— 0,61
	(5–1)	— 0,80	— 0,12	— 1,08	—
Hämatokrit	(2–1)	1,45	1,69	— 0,88	1,09
	(3–1)	— 0,48	0,48	— 0,28	— 0,42
	(4–1)	— 1,02	— 0,63	— 0,61	— 0,25
	(5–1)	— 1,86	— 1,40	— 1,23	— *3,33*
Harnmenge	(3–1)	— *9,88*	— *6,09*	— **2,53**	— *3,63*
	(4–1)	— **2,60**	— *6,70*	— **2,42**	— *5,02*
	(5–1)	— 0,87	— *5,75*	— 0,50	— **2,67**

Signifikante oder auffällige Unterschiede in den Ausgangswerten der Untersuchungsgruppen II–V gegenüber denen der Kontrollgruppe waren nicht vorhanden.

I. Korrelation zwischen Veränderungen ausgewählter Meßgrößen

Akute Veränderungen:

Da in keiner der Gruppen zum Z.d.M. (2) eine spontane Miktion erfolgte, wurden zu der Korrelationsrechnung nur die Veränderungen des Blutvolumens, des Hämatokritwertes, der Erythrozytenzahl und der Hämoglobinkonzentration, die unmittelbar nach Infusion der einzelnen Testlösungen gegen den jeweiligen Ausgangswert ermittelt werden konnten, zur Berechnung herangezogen.

In der Tabelle 10 sind die errechneten Korrelationskoeffizienten in Korrelationsmatrizen zusammengestellt.

Die statistisch auffälligen Werte sind durch halbfette Ziffern gekennzeichnet.

In der Gruppe I und II waren keine nachweisbaren Korrelationen vorhanden. In der Gruppe III war zwischen dem Gesamtblutvolumen und der Erythrozytenzahl, in der Gruppe IV zwischen Erythrozytenzahl und Hämatokritwert sowie zwischen der Hämoglobinkonzentration und dem Hämatokritwert, in der Gruppe V zwischen der Erythrozytenzahl und dem Hämatokritwert eine statistisch auffällige positive Korrelation errechnet worden.

Tabelle 10. *Korrelationen zwischen Änderungen von Meßgrößen (1–3)*

			1	2	3	4
Gruppe I	1	Blutvolumen	1,00			
$n = 7$	2	Hämatokrit	— 0,55	1,00		
	3	Eryzahl	— 0,42	0,58	1,00	
	4	Hämoglobin	— 0,12	— 0,19	0,40	1,00
Gruppe II	1	Blutvolumen	1,00			
$n = 10$	2	Hämatokrit	0,57	1,00		
	3	Eryzahl	0,56	0,20	1,00	
	4	Hämoglobin	— 0,05	0,36	— 0,40	1,00
Gruppe III	1	Blutvolumen	1,00			
= 10	2	Hämatokrit	— 0,48	1,00		
	3	Eryzahl	**0,76**	— 0,53	1,00	
	4	Hämoglobin	— 0,21	0,28	0,19	1,00
Gruppe IV	1	Blutvolumen	1,00			
$n = 10$	2	Hämatokrit	0,04	1,00		
	3	Eryzahl	— 0,24	**0,74**	1,00	
	4	Hämoglobin	0,17	**0,73**	0,51	1,00
Gruppe V	1	Blutvolumen	1,00			
$n = 10$	2	Hämatokrit	0,10	1,00		
	3	Eryzahl	— 0,13	**0,74**	1,00	
	4	Hämoglobin	— 0,31	0 35	0,58	1,00

Spätere Veränderungen:

Für den späteren Verlauf der Versuche [Z. d. M. (3) bis Z. d. M. (5)] wurden die Korrelationen zwischen den Veränderungen des Gesamtblutvolumens und der ausgeschiedenen Urinmenge geprüft, um feststellen zu können, ob zwischen der Abnahme des Blutvolumens und dem Anstieg der Harnausscheidung ein Zusammenhang besteht. In der Tabelle 11 sind die Werte der Korrelationskoeffizienten eingetragen. Diese wurden für die Unterschiede, die zwischen den zu den Zeitpunkten der Messung (3) bis (5) ermittelten Werten und dem jeweiligen Ausgangswert bestanden, errechnet.

Tabelle 11. *Korrelation zwischen Veränderungen des Blutvolumens und Veränderungen der Harnausscheidung zu verschiedenen Zeiten (r = Korrelationskoeffizient)*

Differenz		(3–1)	(4–1)	(5–1)
Kontrolle	r	— 0,36	— *0,78*	0,04
Sorbit	r	— 0,56	— 0,56	— 0,01
Mannit	r	— 0,11	— 0,26	— 0,18
Rheomacrodex	r	— **0,78**	0,05	— 0,03
Harnstoff	r	0,06	0,06	— *0,75*

Freiheitsgrad 5: $\alpha \leq 0,01$: r 0,874: halbfett
               $\alpha \leq 0,05$: r 0,631: kursiv
Freiheitsgrad 8: $\alpha \leq 0,01$: r 0,764: halbfett
               $\alpha \leq 0,05$: r 0,631: kursiv
Kontrolle: $n = 7$
Hauptgruppen: $n = 10$

K. Wirkungsgleichheit der untersuchten hochprozentigen Lösungen

Die Ergebnisse der dreifach hierarchischen Varianzanalyse sind in den Tabellen 12 und 13 dargestellt[2].

Wirkung auf das Gesamtblutvolumen

Zwischen den „Zeiten" sind von den infundierten Lösungen unabhängige Unterschiede gefunden worden.

Der F-Wert für die Wechselwirkung zwischen den „Zeiten und Lösungen" war nicht signifikant; somit kann man nicht behaupten, daß die Wirkungsart der untersuchten hochprozentigen Lösungen auf das Blutvolumen quantitativ unterschiedlich war (Tab. 12).

Tabelle 12. *Varianzanalyse – Blutvolumen.* (Signifikante F-Werte sind halbfett)

Streuung	Freiheits-grade	MAQ	F
Lösungen	3	2102104,50	1,18
Personen (innerhalb der Lösungen)	36	1786567,39	
Zeiten	4	265738,00	**4,76**
Wechselwirkung Zeiten – Lösungen	12	79000,33	1,41
Rest	144	55774,19	
Gesamt	199		

[2] Die Aussagen der Varianzanalysen kann man sich an den Abibldungen 2–6 und 17–21 veranschaulichen.

Wirkung auf die Harnausscheidung:

Die angewendeten hochprozentigen Lösungen wiesen eine quantitativ unterschiedliche Wirkung hinsichtlich des Diureseeffektes auf, wie aus den F-Werten für Lösungen hervorgeht. Auch der Unterschied zwischen den „Zeiten" war signifikant (Tab. 13).

Tabelle 13. *Varianzanalyse – Urinausscheidung.* (Signifikante F-Werte sind halbfett)

Streuung	Freiheits-grade	MAQ	F
Lösungen	3	51 945,94	**6,81**
Personen (innerhalb der Lösungen)	36	7 624,96	
Zeiten	3	1 088 045,86	**206,7**
Wechselwirkung Zeiten – Lösungen	9	64 138,91	**12,18**
Rest	109	5 263,95	
Gesamt	159		

Der signifikante F-Wert für die Wechselwirkung zwischen „Lösungen und Zeiten" bedeutet, daß bei den einzelnen Testlösungen der zeitliche Verlauf der Harnausscheidung quantitativ unterschiedlich war (Abb. 18–21; S. 54–57).

IV. Diskussion

A. Zu den Untersuchungsmethoden

Die *Standardisierung* der Versuchsbedingungen in den Humanversuchen ist ein schwer zu lösendes Problem. Sie ist jedoch für die Vergleichbarkeit der Ergebnisse eine Vorbedingung, insbesondere bei Untersuchungen über das Verhalten des Wasser- und Elektrolythaushaltes.

Die Resultate der *Homogenitätsprüfung* (Tab. 4; S. 15) lassen erkennen, daß die Unterschiedlichkeit in den Meßergebnissen der einzelnen Untersuchungsgruppen nicht durch Alter, Größe, Gewicht und zirkulierendes Blutvolumen verursacht worden sein dürfte.

Ein *gleichmäßiger Hydrationszustand* war offensichtlich durch die Flüssigkeits- und Nahrungskarenz der Vorversuchsperiode (Abb. 1; S. 37) erreicht worden, da die Ausgangswerte der einzelnen Meßgrößen in der Kontrollgruppe gegenüber denen der Versuchsgruppen II–V keine nachweisbaren Unterschiede zeigten. Demnach sind die Bedingungen für einen Vergleich der Veränderungen der Meßgrößen nach Verabreichung der einzelnen Testlösungen erfüllt worden.

Die *Abgrenzung der spezifischen Wirkungen* der hochprozentigen Lösungen (Tab. 9; S. 23) und die *Eliminierung der nicht lösungsspezifischen Einflußgrößen* waren durch die Gegenüberstellung der Meßergebnisse der Gruppen II–V zu denen der Kontrollgruppe erzielt worden.

Aus den Abbildungen 2–26 (S. 38–62) ist ersichtlich, daß nach der Infusion der einzelnen Testlösungen mehrere Mittelwerte bemerkenswerte Abweichungen anzeigten. Diese Veränderungen konnte man jedoch statistisch ($\alpha \leq 0,01$; $\alpha \leq 0,05$) nicht erhärten. Es ist offensichtlich, daß eine *höhere Zahl der Untersuchungspersonen* oder eine *höhere Dosierung der Testsubstanz* hinsichtlich der Abgrenzung der betreffenden Teilergebnisse günstiger gewesen wäre.

Die normalen Schwankungen der in den Versuchen gemessenen Parameter und die Fehlerbreite der angewendeten Bestimmungsmethoden sind ausreichend bekannt [103, 124, 178]. An dieser Stelle soll nur die Methode zur *Bestimmung der zirkulierenden Blutmenge* kritisch betrachtet werden. Die Genauigkeit der Bestimmung des 10-Minuten-Verteilungsraumes für J^{131}-Human-Serumalbumin nimmt mit der Zunahme der Zahlen der Messung ab. Die Ursache hierfür ist in der Steigerung der Grundaktivität des Blutes (prä-mix-Probe) zu finden [4, 7, 304]. In früheren Arbeiten [5, 117] wurde jedoch nachgewiesen, daß eine successive Verlängerung der Zeitspanne zwischen den einzelnen Messungen (entsprechend der Versuchsanordnung dieser Arbeit) es ermöglicht, die Fehlerbreite der Messung bei der Wiederholung konstant zu halten. Aus vier Wiederholungen (fünf Messungen) errechnete sich ein Meßfehler von 209 ml. Dieser liegt in einer Größenordnung von 4% des zirkulierenden Gesamtvolumens. Der quantitativen Bewertung der in dieser Arbeit registrierten Veränderungen der zirkulierenden Blutmenge sollte ein *Meßfehler von 4%* zugrunde gelegt werden.

Die ermittelten Ergebnisse zu den willkürlich gewählten Zeitpunkten der Messung (Z. d. M.) stellen sozusagen eine *Momentaufnahme eines Fließgleichgewichtes* dar. Sie erlauben zwar einen Einblick, können jedoch naturgemäß nicht alle Einzelheiten des dynamischen Geschehens wiedergeben. Um dieser Tatsache gerecht zu werden, wurde für die Wiedergabe der Meßergebnisse in den Abbildungen die etwas schwerfällige *Säulen-Darstellung* gewählt. Die Markierung des Niveaus des jeweiligen Ausgangswertes soll eine Übersicht über die nach der Infusion der Testlösung aufgetretenen Veränderungen in den Meßgrößen vermitteln.

B. Zu den Veränderungen des Blutvolumens

Akute Veränderungen:

In den vorliegenden Untersuchungen war in keiner der Versuchsgruppen das zirkulierende Blutvolumen (BV) unmittelbar nach Ende der Infusion [(Z. d. M. (2)] der hochprozentigen Lösung erhöht (Abb. 3–6; S. 39–42).

Im Gegensatz hierzu war eine Zunahme in der Kontrollgruppe (Gruppe I) zu diesem Zeitpunkt bereits angedeutet (Abb. 2; S. 38).

In mehreren Veröffentlichungen stellt man jedoch eine Zunahme des zirkulierenden Blutvolumens nach Verabreichung von hochprozentigen Lösungen als „conditio sine qua non" dar [27, 52, 53, 66, 196, 253]. Zu dieser Feststellung führten einerseits theoretische Überlegungen, andererseits die Auswertung von Untersuchungen, in denen man durch die Konzentrationsveränderungen der einzelnen Blutbestandteile, wie Eiweiß, Stickstoff, Hämoglobin, Hämatokrit, Blutzucker, Na^+ und Cl^-, verfolgte [52, 66] oder mit Hilfe einer der Isotopenverdünnungsmethoden [52, 119 169, 312] bestimmte [17, 253].

Eine Abhängigkeit der Zunahme des Plasmavolumens von dem jeweiligen Hydrationszustand des Organismus nach intravenöser Verabreichung der hochprozentigen Lösung ist allerdings nachgewiesen worden. Ebenfalls fand man, daß das Ausmaß der Volumenzunahme von der infundierten Menge der Substanz, von der Infusionsrate und von der Eliminationsrate aus der Blutbahn abhängig ist [17].

In anderen Versuchen konnte man jedoch mit den gleichen Methoden – entsprechend den Ergebnissen dieser Arbeit – keinen Anstieg des zirkulierenden Blutvolumens unmittelbar nach Verabreichung der hochprozentigen Lösungen nachweisen [117, 127].

Die Ursache für derartige Unterschiede von Untersuchungsergebnissen ist vorwiegend in der Verschiedenheit der Versuchsbedingungen oder in einer fehlerhaften Methodik zu suchen.

Betrachtet man die weiteren Versuchsergebnisse dieser Arbeit zum Z. d. M. (2), so kann man feststellen, daß in allen Untersuchungsgruppen, mit Ausnahme der Gruppe I und IV, das Erythrozytenvolumen, die Erythrozytenzahl, die Hämoglobinkonzentration und der Hämatokritwert abnahmen. Das Plasmavolumen blieb jedoch in allen Untersuchungsgruppen mit kleinen Schwankungen um den Ausgangswert erhalten (Abb. 2–11; S. 38–47).

Bei näherer Betrachtung dieser Ergebnisse kann man feststellen, daß die prozentualen Abweichungen der Erythrozytenzahl, der Hämoglobinkonzentration und des Hämatokritwertes sich größenordnungsmäßig nicht entsprachen, und zwar überwog stets die Abnahme der Erythrozytenzahl (S. 16). Korrelationen zwischen diesen Meßgrößen waren zum Z. d. M. (2) nicht zu erbringen (Tab. 10; S. 24).

Die Konzentrationsveränderungen von Na^+, Ca^{++} und Cl^- im Serum deuten auf einen Verdünnungseffekt unmittelbar nach Infusion der hypertonen Testlösungen hin.

Ganz im Gegensatz hierzu war die K^+-Konzentration in allen Gruppen – mit Ausnahme der Kontrollgruppe – erhöht (Abb. 12–16; S. 48–52). Die Vermutung bzw. der Nachweis, daß bei erhöhter Plasmaosmolarität die

Erythrozyten neben Wasser auch K^+ abgeben, wurde schon früher mitgeteilt [48, 188, 196].

In Anbetracht dieser Tatsache muß man annehmen, daß die Größe des zirkulierenden Blutvolumens auch das Resultat einer intravasalen Flüssigkeitsverschiebung ist. Es darf ebenfalls die Hypothese aufgestellt werden, daß die Entwässerung der Erythrozyten nicht gleichmäßig erfolgt, sondern die roten Blutkörperchen, die unmittelbar mit dem hohen osmotischen Gradienten konfrontiert werden, überwiegend das Zellwasser verlieren und infolge der Verluste an Elastizität und Plastizität aus der schnellen Zirkulation vorübergehend ausscheiden.

Hinsichtlich der in der Literatur veröffentlichten Ergebnisse kann man sagen, daß die Bestimmung der Konzentrationsveränderungen der Blutbestandteile lediglich Hinweise auf das Verhalten des Plasmavolumens, nicht aber Rückschlüsse auf die Veränderungen des Blutvolumens nach intravenöser Gabe von hochprozentigen Lösungen erlaubt.

Die Untersuchungsergebnisse, die über eine Zunahme des Blutvolumens von etwa 1 l nach Infusion von 250 ml Sorbit 40% berichteten [253], bedürfen ebenfalls einer Ergänzung. In jenen Versuchen hat man die Veränderungen des zirkulierenden Blutvolumens lediglich nach einmaliger Gabe von mit Cr^{51}-markierten Erythrozyten durch wiederholte Entnahme von „postmix"-Proben bestimmt. Die Anwendbarkeit dieser Methode setzt voraus, daß die intravasal injizierten markierten Erythrozyten nicht nur in der Blutbahn verbleiben, sondern auch gleichmäßig zirkulieren. Wenn aber durch die Entwässerung die mit Cr^{51}-markierten Erythrozyten in dem Kreislauf „liegen" bleiben, dann wird dadurch eine zu starke Isotopenverdünnung und damit eine zu große Zunahme der zirkulierenden Blutmenge vorgetäuscht. Eine Wiederholung dieser Untersuchungen mit erneuter Injektion markierter Erythrozyten bei den einzelnen Volumenbestimmungen wäre sicher angebracht.

Obwohl die osmolare Belastung in der Gruppe V am stärksten war (Tab. 3; S. 9), zeigten sich die oben diskutierten Veränderungen am wenigsten ausgeprägt (Abb. 6, 11 und 16; S. 42, 47 und 52). Die Ursache hierfür ist in der hohen Eliminationsgeschwindigkeit und in der Größe des Verteilungsraumes von Harnstoff zu finden. Der Harnstoff verteilt sich in dem Gesamtkörperwasser in etwa 15 min [6, 191].

In der Gruppe IV blieben die Erythrozytenzahl, die Hämoglobinkonzentration und der Hämatokritwert zum Z.d.M. (2) unverändert (Abb. 10; S. 46). Es handelt sich hier wahrscheinlich um die rheologische Wirkung der 10%igen niedermolekularen Dextran-Lösung. Diese verursacht eine intravasale Verschiebung in der Verteilung von Plasma und Erythrozyten zwischen den Gebieten der großen Gefäße und der Mikrozirkulation des Kreislaufes und vergrößert den Quotienten zwischen dem venösen Hämatokritwert und dem der Kapillaren [92, 100, 111].

Eine signifikant unterschiedliche Wirkungsart der hypertonen Lösungen auf das zirkulierende Blutvolumen war z. d. M. (2) jedoch nicht nachzuweisen (Tab. 2; S. 9).

Spätere Veränderungen :

Im weiteren Verlauf der Versuche [Z. d. M. (3) bis (5)] war in allen Untersuchungsgruppen – mit Ausnahme der Kontrollgruppe – das Verhalten des zirkulierenden Blutvolumens das Resultat einer successiven Abnahme des Plasmavolumens, begleitet von einer Zunahme des Erythrozytenvolumens (Abb. 2–6; S. 38–42).

Die Werte der Erythrozytenzahl, der Hämoglobinkonzentration, des Hämatokritwertes und der Elektrolytkonzentrationen im Serum kehrten zum Ausgangswert zurück oder zeigten unbedeutende Schwankungen um den Ausgangswert (Abb. 6–16; S. 42–52).

Zum Ende der Untersuchungen [Z. d. M (5)] wiesen die Hämatokritwerte auf eine beginnende Hämokonzentration hin (Abb. 6–11; S. 42–47). In dieser Versuchsperiode war ein starker Diureseeffekt in allen Gruppen zu beobachten (Tab. 6; S. 21 und Tab. 7; S. 21). Das Gesamtbild der Korrelationsrechnung zeigte, daß eine Blutvolumenabnahme einer steigenden Harnausscheidung entsprach (Tab. 11; S. 43).

Eine beinahe vollständige Eliminierung der infundierten Zucker bzw. Zuckeralkohole aus der Blutbahn durch die Verstoffwechslung einerseits und durch die Ausscheidung andererseits ist gegen Ende der Versuchsperiode zu erwarten [2, 37, 38, 60, 112, 127, 173, 282, 299, 307). Ebenfalls dürften die rheologische und die intravasale volumenprotektive Wirkung des niedermolekularen Dextran 40 zu diesem Zeitpunkt nicht mehr vorhanden sein [5, 111, 112]. Man kann lediglich annehmen, daß ein Teil des infundierten Harnstoffs – diese Substanz wird in der Niere nicht nur ausgeschieden, sondern auch rückresorbiert – sich noch im Plasma befindet [179, 239, 271, 273, 280].

Diese Vorgänge ließen die Auswirkungen der Verluste an Wasser und Elektrolyten auf das Plasmavolumen und die Zusammensetzung des Blutes eindeutiger zum Vorschein kommen.

Die Ursache dafür, daß das Plasmavolumen durch die Wasser- und Elektrolytverluste stark angegriffen wird, ist in der normotonen Ausscheidung von Na^+ zu suchen. Die normotonen Verluste greifen vorwiegend den Bestand des extracellulären Raumes (EZR) an, und somit auch das Plasmavolumen, und zwar entsprechend seinem Volumenanteil an dem extracellulären Raum [67, 68, 176, 206, 215].

Die Ergebnisse erlauben es, zu behaupten, daß eine vollständige Wiederherstellung des zirkulierenden Blutvolumens nur nach einem adäquaten Ersatz der Wasser- und Elektrolytverluste zu erwarten ist.

C. Zu den Wasser- und Elektrolytverlusten

In allen Versuchsgruppen erfolgte eine starke Steigerung der Urinausscheidung; zum Z.d.M (3) war der Anstieg am größten (Abb. 17–21; S. 53–57). Bei der Bewertung der Zunahme der Harnausscheidung zu den einzelnen Zeitpunkten der Messung gegenüber dem Ausgangswert wurde auf die unterschiedlichen Zeitintervalle keine Rücksicht genommen. Es war jedoch festzustellen, daß die Gesamtausscheidung signifikant größer war, als sie es vermutlich ohne Infusion gewesen wäre. Somit kann man behaupten, daß jede der applizierten Lösungen einen *Diureseeffekt* erzielte (Tab. 8; S. 22). Neben dem Gehirn werden die Nieren wegen der hohen Durchblutungsrate mit dem gesteigerten osmotischen Gradienten konfrontiert. Sie sind offensichtlich damit die hauptsächlichen Erfolgsorgane der hypertonen Osmotherapie [289].

Signifikante Unterschiede waren aber in der ausgeschiedenen Urinmenge zwischen der Kontrollgruppe und allen anderen Untersuchungsgruppen vorhanden (Tab. 9; S. 23). Die Varianzanalyse zeigte eine quantitativ unterschiedliche Wirkung der hochprozentigen Lösungen auf die Harnausscheidung (Tab. 13; S. 26). Die größte Gesamtausscheidung fand man nach der Infusion der 40%igen Sorbit- und der 20%igen Mannit-Lösung (Tab. 5; S. 20).

Die Konzentrationen aller erfaßten Elektrolyte im Urin fielen zuerst nach der Infusion der hypertonen Lösungen stark ab, um im weiteren Verlauf der Versuche allmählich wieder anzusteigen (Abb. 21–26; S. 57–62). *Die Konzentration der Elektrolyte im Harn und die Osmolarität des Urins*, insbesondere zum Z.d.M. (3), dürfen für die osmotische Diurese als charakteristisch angesehen werden, da ein signifikanter Unterschied gegenüber der Kontrollgruppe bestand. Im Mittel lagen die Werte für Na^+ zwischen 97–100 mval/l, für K^+ zwischen 24–31 mval/l, für Ca^{++} zwischen 3–7 mval/l, für Cl^- zwischen 124–131 mval/l und für die Osmolarität zwischen 600 bis 693 mosm/l.

Für die typischen Elektrolytkonzentrationen im Harn sind wahrscheinlich die energetischen Verhältnisse bei dem transtubulären Transport verantwortlich. Für Na^+ ist erwiesen, daß unter der osmotischen Diurese seine Rückresorption aus den proximalen Tubuli unter einer Konzentration von etwa 109 mval/l nicht mehr erfolgt [291].

Wenn man die *Endbilanz*[3] *im Wasser- und Elektrolythaushalt* in den vorliegenden Untersuchungen analysieren will, so muß man die Nettoverluste an Wasser und Elektrolyten in Betracht ziehen. Diese ergeben sich aus der Differenz der tatsächlich infundierten Mengen und aus der Gesamtaus-

---

[3] Die obligatorischen Verluste an Wasser durch die Perspiratio insensibilis werden hier außer acht gelassen.

scheidung. Die absoluten Werte der Nettoverluste sind in der Tab. 6 (S. 21) angegeben. Sie zeigen ein relativ hohes Defizit an K^+ und Cl^-.

Die osmotischen Ausscheidungsverhältnisse, entsprechend den Nettoverlusten an Wasser und „Elektrolyten des extracellulären Raumes" (Na^+ und Cl^-), waren nach der Verabreichung von Sorbit 40% hypoton (180 mval/l), von Mannit 20% normoton (296 mval/l), von Dextran 40 mit 10% Sorbit 20% hyperton (363 mval/l) und von Harnstoff 15% mit Invertzucker 10% hyperton (324 mval/l).

Für die Gruppen IV und V dürfte man demnach annehmen, daß die Plasmaosmolarität zum Z. d. M. (5) eine Hypotonie zeigt. Dies ist jedoch nicht der Fall (Abb. 20 und 21; S. 56 und 57). Es liegt die Vermutung nahe, daß die erhöhte Plasmaosmolarität zum Z. d. M. (5) in der Gruppe IV durch eine unproportionale Abnahme des Plasmawassers entstand. Die Ursache hierfür liegt wahrscheinlich in einer „Sequestrierung" des infundierten und aus der Blutbahn in das Interstitium abgewanderten Dextrans (1 g Dextran bindet etwa 21 ml H_2O). Diese Annahme wird durch die Tatsache gestützt, daß nur in der Gruppe IV eine statistisch nachweisbare Abnahme des Plasmavolumens zu beobachten war, deren Größe außerhalb der 4%-Fehlerbreite lag, und mehr als die Hälfte der Nettoausscheidung an Wasser ausmachte (Abb. 20; S. 56). Für die erhöhte Plasmaosmolarität zum Z. d. M. (5) in der Gruppe V ist wahrscheinlich der noch in der Blutbahn verbleibende Teil des infundierten Harnstoffs verantwortlich.

Aus den Daten der Nettoausscheidung ist es ersichtlich, daß *keine* der hypertonen Lösungen durch eine einmalige Gabe eine andauernde Entwässerung des intracellulären Raumes herbeizuführen vermag.

D. Zu der Ersatztherapie

Die absoluten Werte der Nettoausscheidung (Tab. 6; S. 21) sind für die Ersatztherapie maßgebende Größen.

Da sich in der klinischen Alltagsarbeit die Anwendung von fertigen Elektrolytlösungen eingebürgert hat, wurden die Werte der Nettoverluste entsprechend den Verhältnissen der Ausscheidung an Wasser und Elektrolyten in Konzentrationen umgerechnet.

Die zu *infundierende Menge einer Ersatzlösung* ergibt sich aus der Differenz zwischen der infundierten Wassermenge und dem ausgeschiedenen Harnvolumen zusätzlich der Perspiratio insensibilis (0,5 ml/kg-Körpergewicht/Std für Erwachsene).

Die *Elektrolytzusammensetzung der erforderlichen Ersatzlösungen* ist in der Tab. 7 (S. 21) angegeben. Es ist ersichtlich, daß die Elektrolytkonzentrationen der Ersatzlösungen etwa einer normotonen Natriumchloridlösung, angereichert mit 30–40 mval K^+/l, entsprechen. Unter Berücksichtigung zusätzlicher Wasserverluste durch die Perspiration insensibilis könnte man ehestens von den bisher bekannten „Fertiglösungen" die *Darrow'sche Lösung 2 (Na⁺ 102,7 mval/l; K⁺ 36,2 mval/l; Cl⁻ 138,9 mval/l) für die Routinetherapie* empfehlen. In keinem Fall dürfen jedoch elektrolytfreie Lösungen nach der Osmotherapie angewendet werden.

Da die Konzentrationen der Elektrolyte im Endharn wahrscheinlich durch die energetischen Verhältnisse in der Niere limitiert werden [291], erscheint es nicht sinnvoll den hypertonen Lösungen die angegebenen Verluste an Elektrolyten zuzugeben.

Diese Empfehlungen bedürfen jedoch einiger Ergänzungen. Es sei hier noch einmal darauf hingewiesen, daß die ausgeschiedene Menge an Wasser und Elektrolyten eine hohe Streuung aufwies, die etwa 30% der durchschnittlichen Veränderungen ausmacht. Somit muß man mit individuellen Schwankungen von mindestens dieser Höhe rechnen.

Die hier beschriebenen Resultate wurden an gesunden Versuchspersonen ermittelt. Eine Übertragung der Ergebnisse auf klinische Belange ist daher nur mit *Einschränkungen* möglich.

Bei *Störungen insbesondere der inneren Sekretion* (Nebennierenrinde, Hypophyse usw.) und nach größeren *Traumen* ist eine *Einschränkung der Na⁺-Ausscheidung* und ein *Anstieg der K⁺-Verluste* zu erwarten [19, 72, 74, 93, 116, 125, 133, 142, 190, 196, 198, 225, 302, 305].

Neuere Untersuchungen haben aber gezeigt, daß die posttraumatische Einschränkung der Na⁺-Ausscheidung durch Gaben von adäquaten Mengen von Na⁺, in Form von Ringer-Laktat-Lösung, wieder aufzuheben ist. Die Ursache für die niedrigen Na⁺-Konzentrationen im Harn könnte in einer Einschränkung des funktionellen extracellulären Raumes durch Sequestrierung im traumatischen Gebiet liegen [215].

V. Schlußfolgerungen

Die Ergebnisse der vorliegenden Untersuchung und die Angaben der einschlägigen Literatur lassen folgende Feststellungen zu:

Die Veränderungen des zirkulierenden Blutvolumens unmittelbar nach Infusion der hypertonen Lösungen sind nicht nur von der Gesamtmenge der verabreichten Substanz, von der Infusionsrate und von der Eliminationsrate aus der Blutbahn abhängig. Sie werden auch wesentlich von der Größe des substanzspezifischen Verteilungsraumes und dem Ausmaß einer intravasalen Verteilungsstörung, infolge der Entwässerung der Erythrozyten, beeinflußt. Die Richtung und die Größe der Alterationen werden durch die Bilanzergebnisse dieser Einflußgrößen bestimmt.

Unter den Versuchsbedingungen unserer Untersuchungen trat keine Zunahme des zirkulierenden Blutvolumens unmittelbar nach Verabreichung der in klinisch üblicher Dosierung angewendeten hypertonen Lösungen auf.

Nach Abnahme der osmotischen Wirksamkeit der infundierten Substanz verringerte sich das zirkulierende Plasmavolumen durch einen Anstieg der Urinausscheidung. Diese Störungen können nur durch einen adäquaten Ersatz der Verluste an Wasser und Elektrolyten behoben werden.

Gleichzeitig wird eine Hämokonzentration eingeleitet, die die therapeutischen Erfolge gefährden kann.

Ein quantitativer Unterschied in der Wirkungsart auf das Blutvolumen der verwendeten hypertonen Lösungen unter den angegebenen Versuchsbedingungen ist nicht nachzuweisen.

Alle infundierten hypertonen Lösungen haben einen starken Diureseeffekt, jedoch unterschiedlichen Ausmaßes. Es treten hierdurch relativ hohe Verluste an K^+ und Cl^- auf.

Die hypertonen Osmo- bzw. Osmo-Onkotherapeutika führen letzten Endes zu einer überwiegend normotonen bzw. hypertonen Ausscheidung von Elektrolyten, daher können sie keine anhaltende Entwässerung des intracellulären Raumes durch eine einmalige Verabreichung bewirken.

Für die routinemäßige Ersatztherapie nach Anwendung der hypertonen Osmo- bzw. Osmo-Onkotherapeutika kann man von den „Fertiglösungen"
Darrow'sche Lösung 2 (Na^+ 102,7 mval/l; K^+ 36,2 mval/l; Cl^- 38,9 mval/l) ehesten empfehlen. Störungen der inneren Sekretion sollen dabei beücksichtigt werden.

Von diesen Möglichkeiten unbeachtet bleibt weiterhin die Forderung nach einer Bestimmung des zirkulierenden Blutvolumens, der Blutzusammensetzung und der Ausscheidung von Wasser und Elektrolyten durch entsprechende Laboratoriumsuntersuchungen bestehen. Hierdurch wird eine volle Bilanzierung möglich.

VI. Zusammenfassung

An insgesamt 47 freiwilligen Versuchspersonen wurden die Wirkungen der hochprozentigen Lösungen, die heute als sog. Osmotherapeutika zur klinischen Anwendung kommen, wie die 40%ige Sorbit-Lösung, die 20%ige Mannit-Lösung, die 15%ige Harnstoff-Lösung mit 10% Invertzucker-Zusatz und die 10%ige Dextran 40-Lösung mit 20% Sorbit-Zusatz, auf die klinischen Parameter der Homoiostase, die für die anaesthesiologischen Belange von Interesse sind, geprüft. Als Kontrolle diente eine Versuchsgruppe mit Infusion von normotoner Sorbit-Lösung.
Wir untersuchten:
die Veränderungen des Blutvolumens und der Blutzusammensetzung,
die Veränderungen des Wasser- und Elektrolythaushaltes.

Die Messungen erfolgten:

a) vor der Infusion von 250 ml Testlösung nach einer Nahrungs- und Flüssigkeitskarenz von 6 Std,
b) unmittelbar nach der Infusion,
c) 30 min nach der Infusion,
d) 90 min nach der Infusion,
e) 240 min nach der Infusion von 250 ml der Testlösung.

Die *Homogenität* der Untersuchungsgruppen hinsichtlich der maßgebenden Einflußgrößen konnte statistisch gesichert werden. Ebenso wurde eine *gleichmäßige Hydration* der einzelnen Probanden durch die spezielle Versuchsanordnung der Vorversuchsperiode nachweislich erreicht. Hierdurch waren die Voraussetzungen für einen zeitgerechten Vergleich der Untersuchungsergebnisse der einzelnen Versuchsgruppen erfüllt und die *Abgrenzung der spezifischen Wirkungen* ermöglicht.

Unter diesen Versuchsbedingungen trat *keine Zunahme* des zirkulierenden *Blutvolumens* unmittelbar nach Infusion der in klinisch üblicher Dosierung verabreichten hypertonen Lösungen auf.

Im späteren Verlauf der Versuche nahm das *Plasmavolumen* successiv ab, und gleichzeitig damit registrierte man eine beginnende *Hämokonzentration*.

Alle hypertonen Lösungen zeigten einen starken jedoch unterschiedlich großen *Diureseeffekt*. Die 40%ige Sorbit- und die 20%ige Mannit-Lösung waren die wirksamsten. Mit der gesteigerten Diurese wurden nicht nur *hohe Verluste* an Wasser, sondern auch an Na^+, K^+ *und* Cl^- gemessen.

Die eingehende Analyse der Veränderungen der einzelnen Blutbestandteile führte zu der Erkenntnis, daß eine intravasale Verteilungsstörung, infolge der *Entwässerung der Erythrozyten* durch die hypertonen Lösungen, im wesentlichen dafür verantwortlich war, daß das zirkulierende Blutvolumen unmittelbar nach Ende der Infusion nicht zunahm.

Ebenfalls konnte die Ursache für die Abnahme des Plasmavolumens und für die Hämokonzentration geklärt werden.

Entscheidend war hierfür die Berechnung der Nettoverluste an Wasser und Elektrolyten. Sie zeigte, daß *durch* die starke *Diurese* nach Verabreichung der hypertonen Lösungen *die Bestände des extracellulären Raumes*, und damit das Plasmavolumen, in erster Linie *angegriffen* werden, da die Nettoverluste an Na^+ und Cl^- – die maßgebenden Ionen für die Osmolarität des extracellulären Raumes – beinahe normoton waren.

Aus der Analyse der Nettoverluste ließen sich genaue Angaben über die erforderliche *Zusammensetzung* und *Dosierung der Ersatzlösungen* ableiten.

Entsprechend diesen Ergebnissen, konnte von den bekannten „Fertiglösungen" die *Darrow'sche Lösung 2* für die klinische Routinetherapie der iatrogenen Störungen nach Anwendung der hypertonen Osmotherapeutika empfohlen werden.

Summary

The effect of hypertonic solutions, used today as so-called osmotherapeutics in clinical practice, i.e. 40% Sorbitol, 20% Mannitol, 15% urea solutions with addition of 10% invertose and the 10% Dextran 40 – solution with addition of 20% Sorbitol on the excretion values of water and electrolytes were examined in a total of 47 volunteers. The volunteers in the control group received an infusion of normotonic Sorbitol solution.

The homogenity of the test groups in respect of the determining values was guaranteed statistically. A constant hydration of the different test persons was also evidently achieved through the special arrangement of the experiments in the pre-test period. By this means, the prerequisites for a time – comparison of the results of the examination of the different test groups were fulfilled, and the delineation of the specific effects was enabled.

All hypertonic solutions showed a marked but different diuretic effect. Most effective were solutions with 40% Sorbitol or 20% Mannitol. Not only high losses of water, but of Na^+, K^+ and Cl^- as well were measured with the increasing diuresis. The results showed, that with the marked diuresis after administration of the hypertonic solutions the volume of the extracellular space, and therewith the plasma volume, was affected in the first place. The hypertonic osmo- and osmo-oncotherapeutics respectively, finally led to a predominant normotonic or hypertonic excretion of electrolytes, therefore they cannot produce a lasting dehydration of the intracellular space after a single infusion.

VII. Abbildungen

Versuchsanordnung

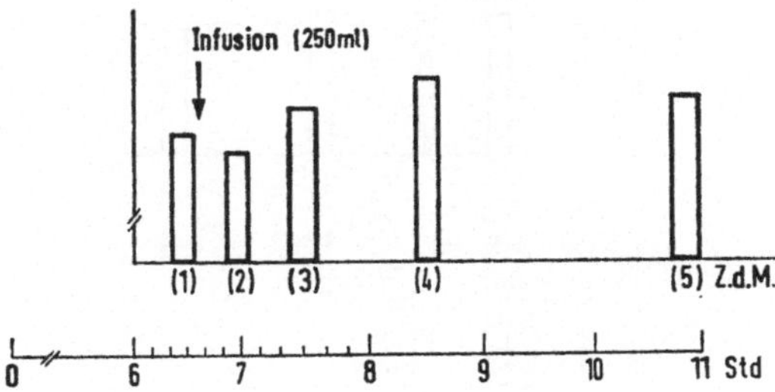

Abb. 1

Die Zahlen in Klammern geben die Zeiten (1) bis (5) an, zu denen Bestimmungen
der einzelnen Meßgrößen durchgeführt wurden.
In den ersten 6 Std der Versuchsperiode liegt die Zeit der Flüssigkeits- und
Nahrungskarenz.
Z.d.M. = Zeitpunkt der Messung

Die Mittelwerte, die sich nach der statistischen Auswertung als signifikant
($\alpha \leq 0{,}01$) bzw. als statistisch auffällig ($\alpha \leq 0{,}05$) gegenüber dem Ausgangswert
erwiesen, sind in den folgenden Abbildungen durch Schattierungen hervorgehoben.
α = Irrtumswahrscheinlichkeit

Gruppe I

Sorbit 5,47% (normoton) 250 ml

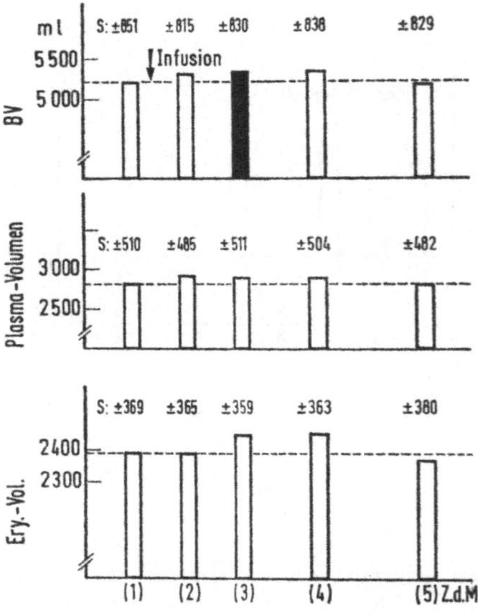

Abb. 2

Unterschied nachgewiesen gegen Ausgangswert mit $\alpha \leqq 0{,}01$ ■; $\alpha \leqq 0{,}05$ ▨

Gruppe II

Sorbit 40% 250 ml

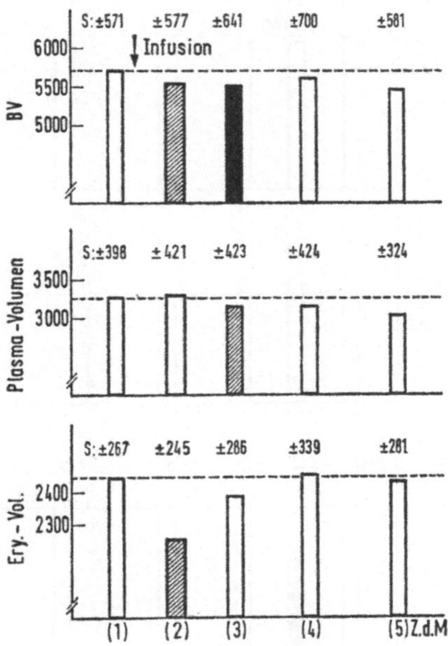

Abb. 3

Unterschied nachgewiesen gegen Ausgangswert mit $\alpha \leq 0{,}01$ ■ ; $\alpha \leq 0{,}05$ ▨

Gruppe III

Mannit 20% 250 ml

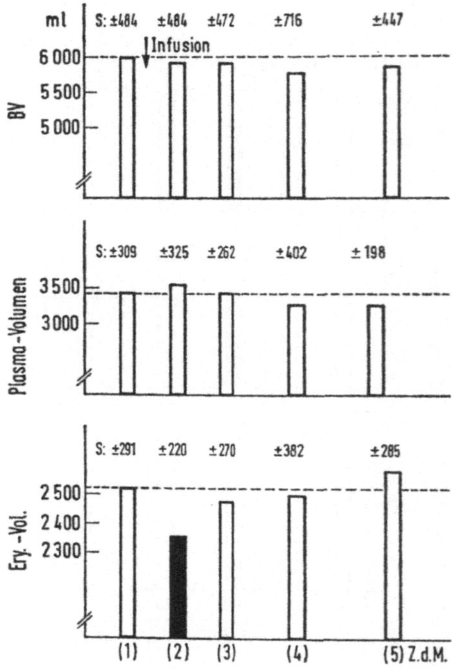

Abb. 4

Unterschied nachgewiesen gegen Ausgangswert mit $\alpha \leqq 0{,}01$ ■; $\alpha \leqq 0{,}05$ ▨

Gruppe IV

Rheomacrodex mit 20% Sorbit 250 ml

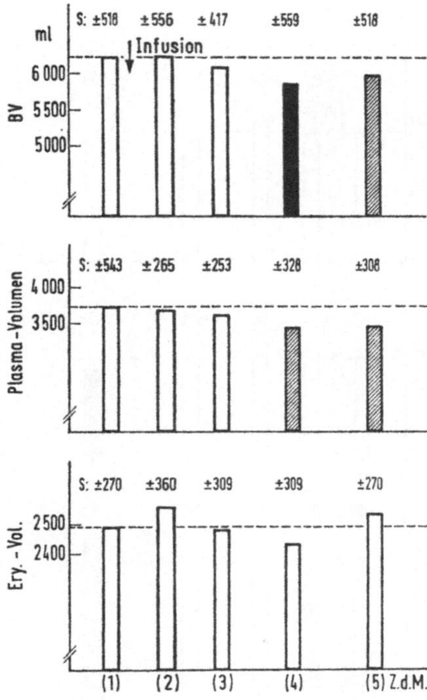

Abb. 5

Unterschied nachgewiesen gegen Ausgangswert mit $\alpha \leq 0{,}01$ ■; $\alpha \leq 0{,}05$ ▨

Gruppe V

Urea 15% 250 ml

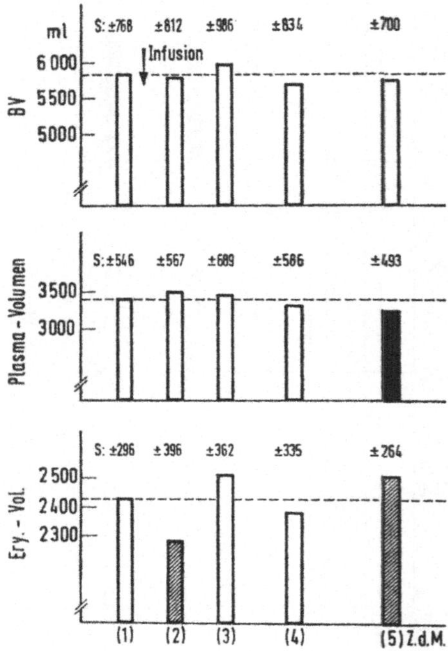

Abb. 6

Unterschied nachgewiesen gegen Ausgangswert mit $\alpha \leqq 0{,}01$ ▪ ; $\alpha \leqq 0{,}05$ ▨

Gruppe I

Sorbit 5,47 % (normoton) 250 ml

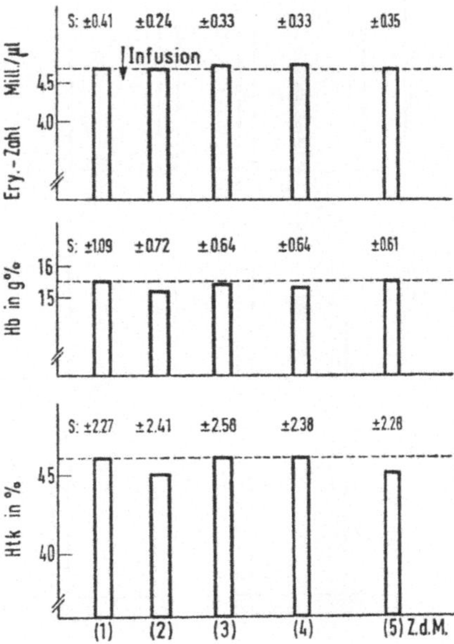

Abb. 7

Unterschied nachgewiesen gegen Ausgangswert mit $\alpha \leqq 0,01$ ■ ; $\alpha \leqq 0,05$ ▨

Gruppe II

Sorbit 40% 250 ml

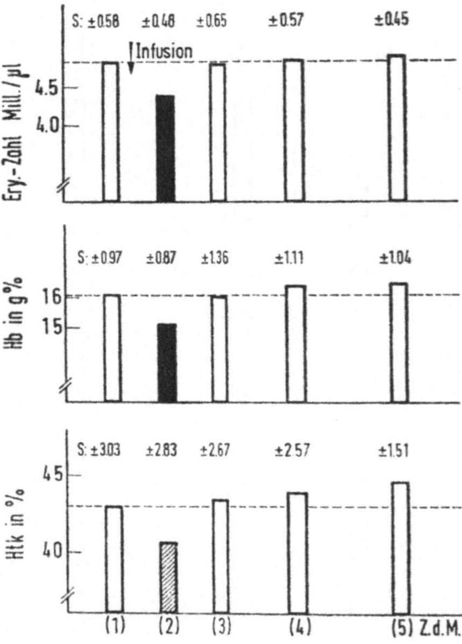

Abb. 8

Unterschied nachgewiesen gegen Ausgangswert mit $\alpha \leq 0,01$ ■; $\alpha \leq 0,05$ ▨

Gruppe III

Mannit 20% 250 ml

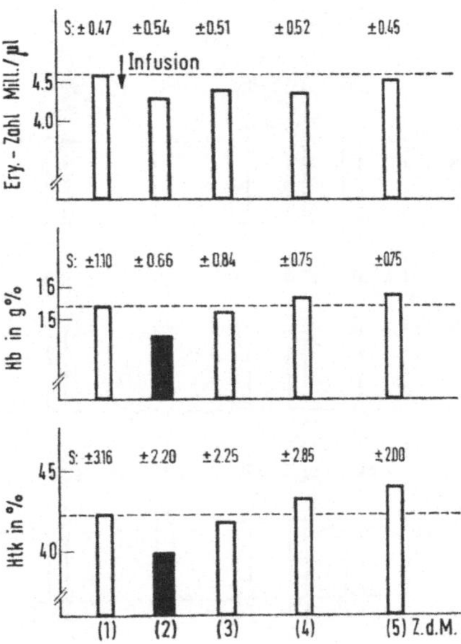

Abb. 9

Unterschied nachgewiesen gegen Ausgangswert mit $\alpha \leqq 0,01$ ■ ; $\alpha \leqq 0,05$ ▨

Gruppe IV

Rheomacrodex mit 20% Sorbit 250 ml

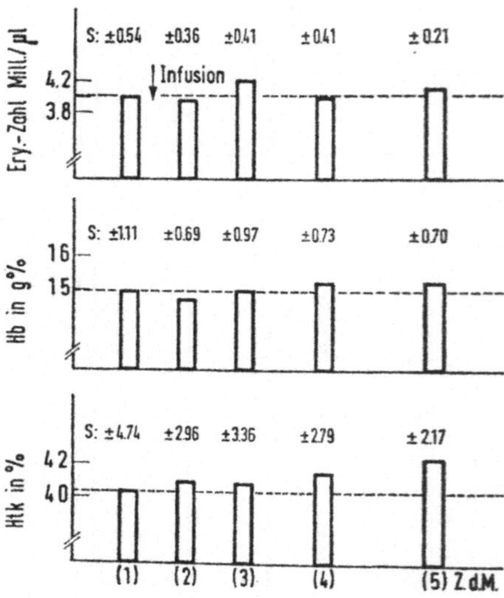

Abb. 10

Unterschied nachgewiesen gegen Ausgangswert mit $\alpha \leq 0,01$ ■; $\alpha \leq 0,05$ ▨

Gruppe V

Urea 15% 250 ml

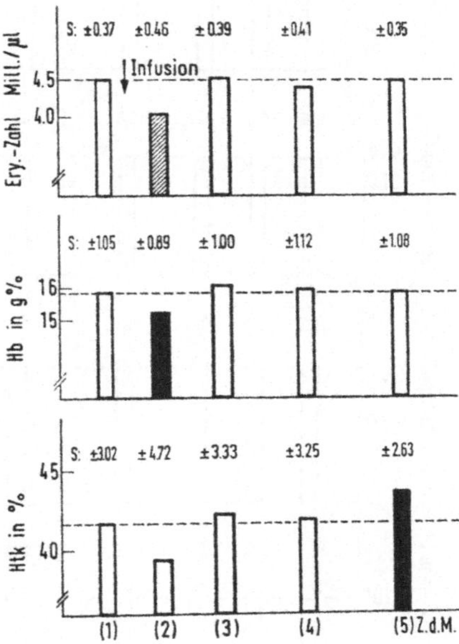

Abb. 11

Unterschied nachgewiesen gegen Ausgangswert mit $\alpha \leqq 0{,}01$ ■ ; $\alpha \leqq 0{,}05$ ▨

Abbildungen

Gruppe I

Sorbit 5,47% (normoton) 250 ml

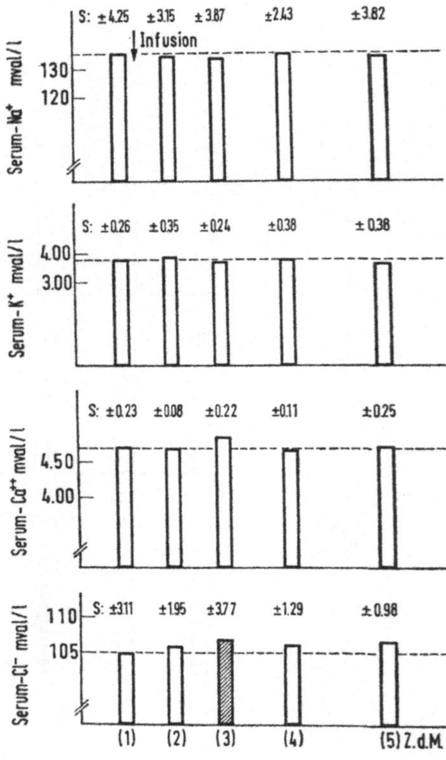

Abb. 12

Unterschied nachgewiesen gegen Ausgangswert mit $\alpha \leqq 0,01$ ■; $\alpha \leqq 0,05$ ▨

Gruppe II

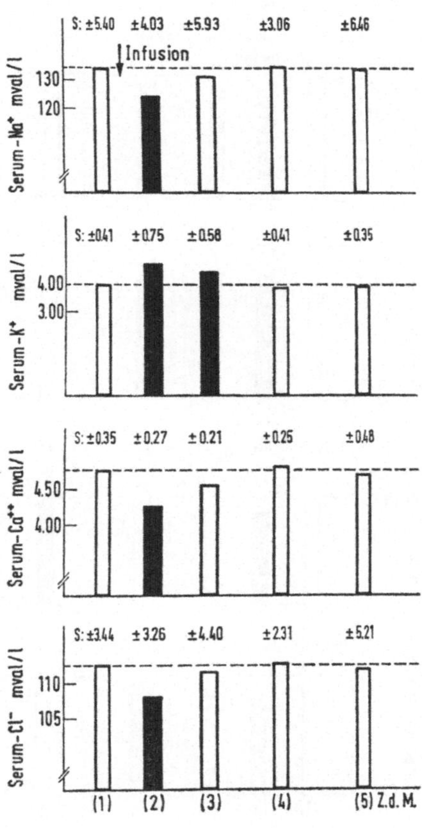

Abb. 13

Unterschied nachgewiesen gegen Ausgangswert mit $\alpha \leqq 0{,}01$ ■ ; $\alpha \leqq 0{,}05$ ▨

Gruppe III

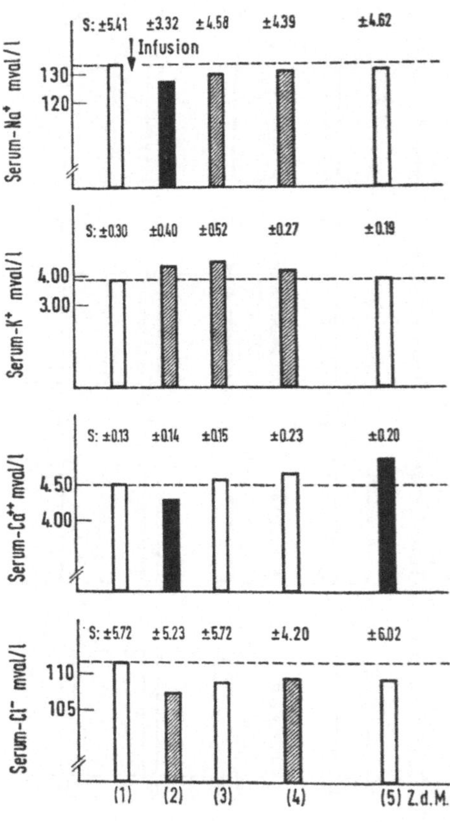

Abb. 14

Unterschied nachgewiesen gegen Ausgangswert mit $\alpha \leqq 0{,}01$ ■; $\alpha \leqq 0{,}05$ ▨

Gruppe IV

Rheomacrodex mit 20% Sorbit 250 ml

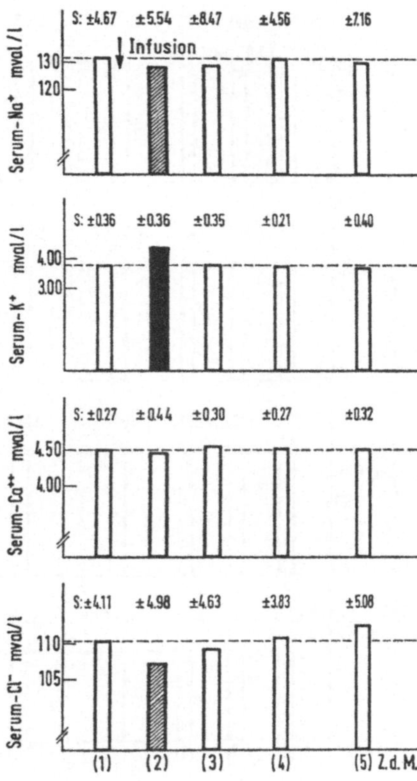

Abb. 15

Unterschied nachgewiesen gegen Ausgangswert mit $\alpha \leqq 0{,}01$ ■ ; $\alpha \leqq 0{,}05$ ▨

4*

Gruppe V

Urea 15% 250 ml

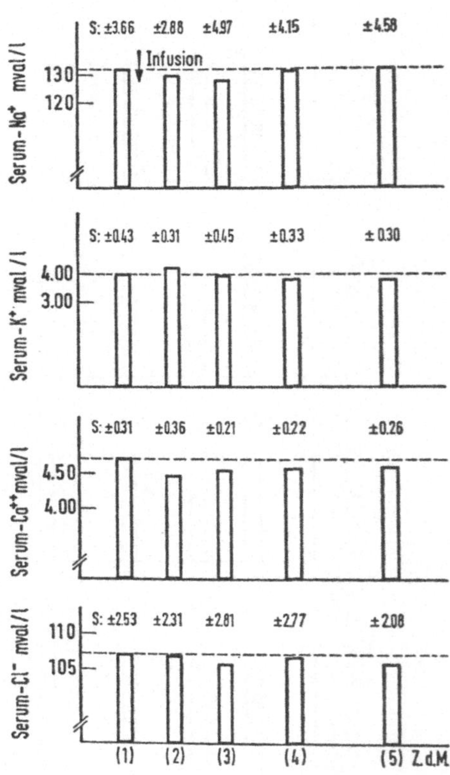

Abb. 16

Unterschied nachgewiesen gegen Ausgangswert mit $\alpha \leq 0,01$ ■; $\alpha \leq 0,05$ ▨

Gruppe I

Sorbit 5,47% (normoton) 250 ml

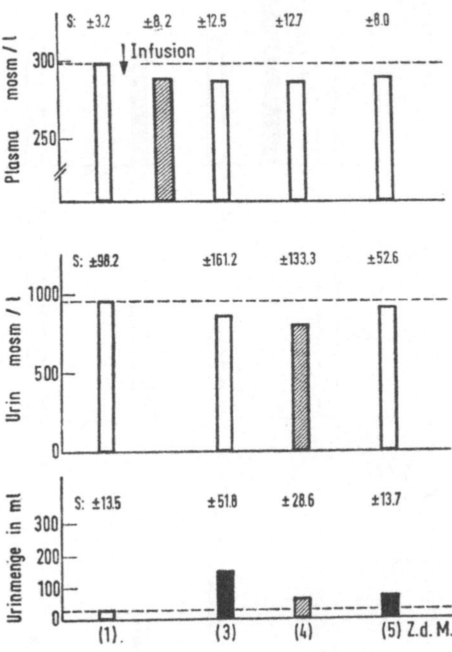

Abb. 17

Unterschied nachgewiesen gegen Ausgangswert mit $\alpha \leq 0,01$ ■ ; $\alpha \leq 0,05$ ▨

Gruppe II

Sorbit 40% 250 ml

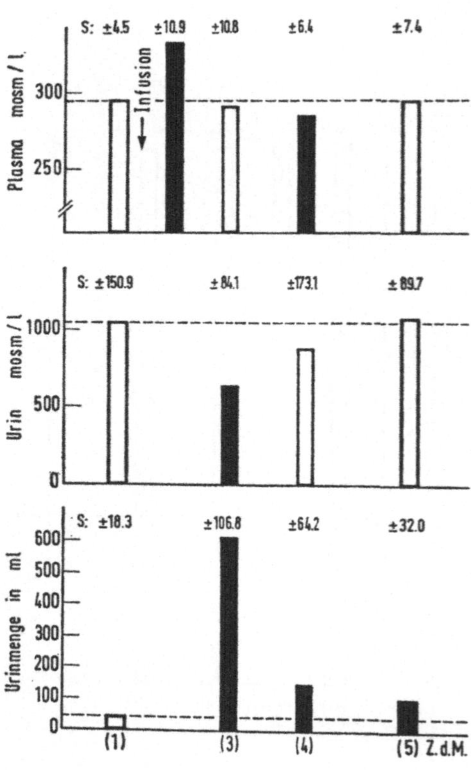

Abb. 18

Unterschied nachgewiesen gegen Ausgangswert mit $\alpha \leqq 0,01$ ■ ; $\alpha \leqq 0,05$ ▨

Gruppe III

Mannit 20% 250 ml

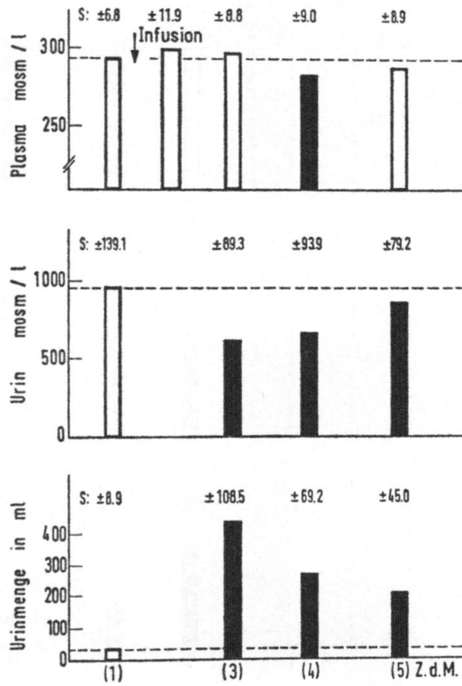

Abb. 19

Unterschied nachgewiesen gegen Ausgangswert mit $\alpha \leq 0{,}01$ ■ ; $\alpha \leq 0{,}05$ ▨

Gruppe IV

Rheomacrodex mit 20% Sorbit 250 ml

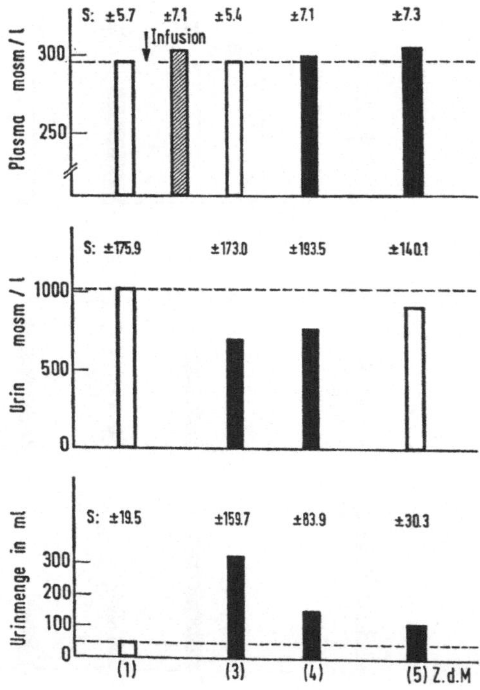

Abb. 20

Unterschied nachgewiesen gegen Ausgangswert mit $\alpha \leq 0{,}01$ ■; $\alpha \leq 0{,}05$ ▨

Gruppe V

Urea 15% 250 ml

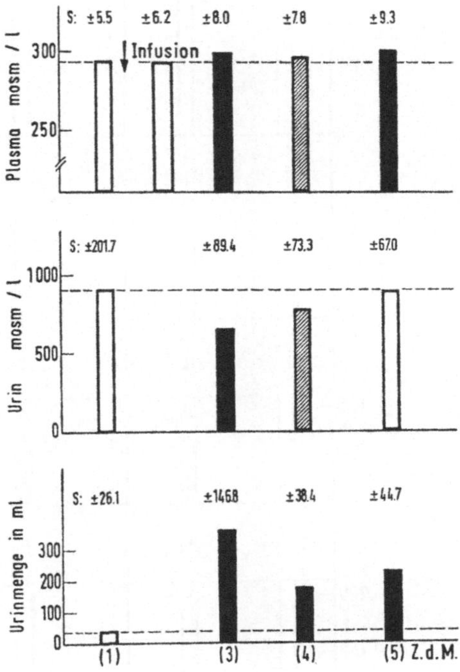

Abb. 21

Unterschied nachgewiesen gegen Ausgangswert mit $\alpha \leqq 0{,}01$ ■ ; $\alpha \leqq 0{,}05$ ▨

Gruppe I

Sorbit 5,47% (normoton) 250 ml

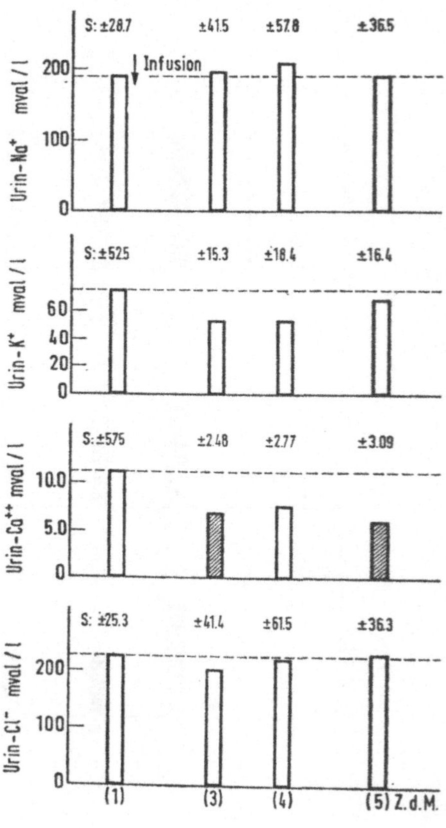

Abb. 22

Unterschied nachgewiesen gegen Ausgangswert mit $\alpha \leqq 0{,}01$ ■; $\alpha \leqq 0{,}05$ ▨

Gruppe II

Sorbit 40% 250 ml

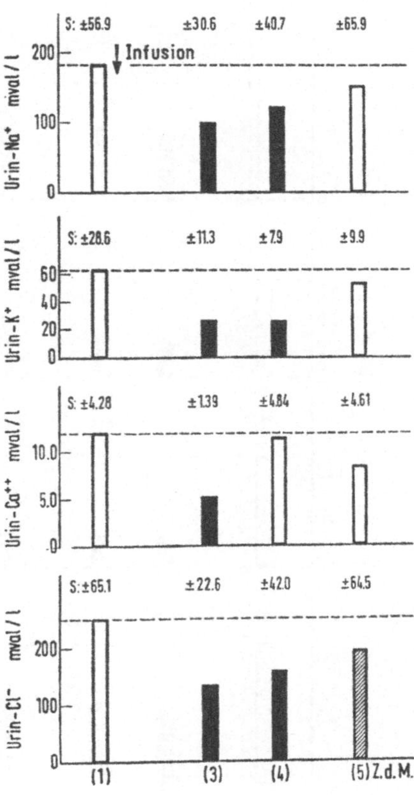

Abb. 23

Unterschied nachgewiesen gegen Ausgangswert mit $\alpha \leqq 0{,}01$ ■; $\alpha \leqq 0{,}05$ ▨

Gruppe III

Mannit 20% 250 ml

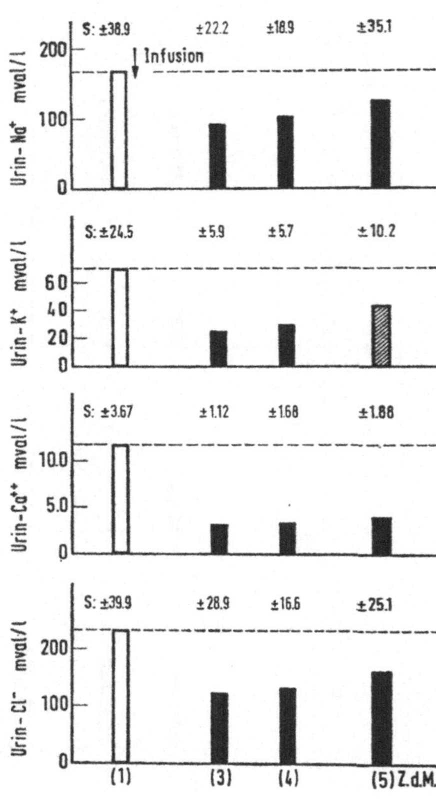

Abb. 24

Unterschied nachgewiesen gegen Ausgangswert mit $\alpha \leq 0{,}01$ ■ ; $\alpha \leq 0{,}05$ ▨

Gruppe IV

Rheomacrodex mit 20% Sorbit 250 ml

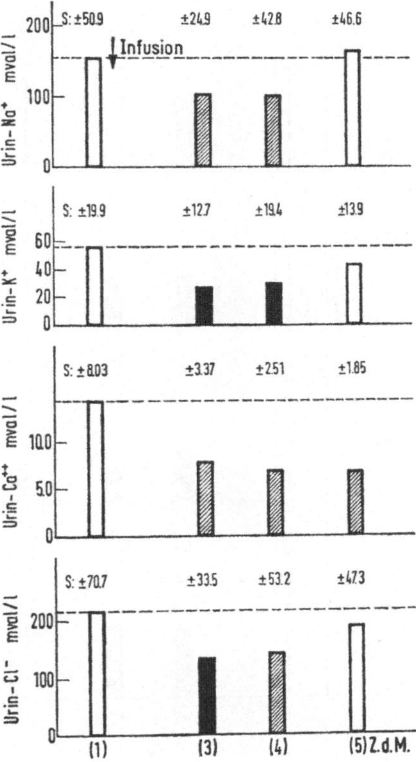

Abb. 25

Unterschied nachgewiesen gegen Ausgangswert mit $\alpha \leqq 0{,}01$ ■ ; $\alpha \leqq 0{,}05$ ▨

Gruppe V

Urea 15% 250 ml

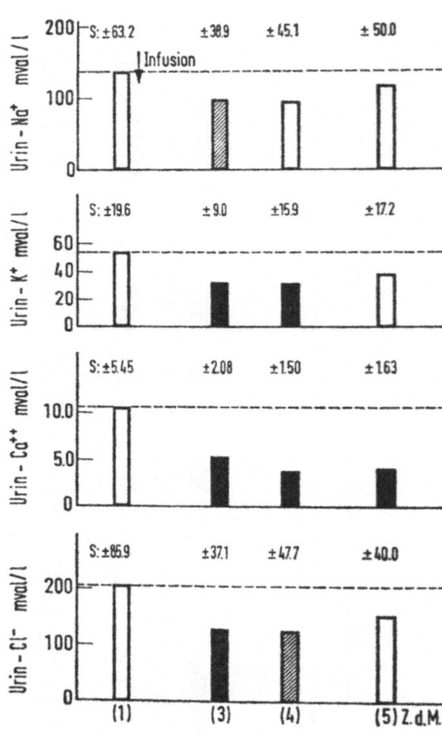

Abb. 26

Unterschied nachgewiesen gegen Ausgangswert mit $\alpha \leqq 0,01$ ■; $\alpha \leqq 0,05$ ▨

VIII. Literaturverzeichnis

1. Adcock, L. H., Gray, C. H.: The metabolism of sorbitol in the human subject. Biochem. J. **65**, 554–560 (1957).
2. Aebi, H.: Fruktose und Proteinstoffwechsel. Mod. Probl. Paediat. **4**, 503–508 (1959).
3. Agnew, W. F.: Effect of plasma tonicity on the distribution of water and solutes in brain and muscle. Exp. Neurol. **13**, 58—70 (1965).
4. Ahnefeld, F. W., Halmágyi, M., Überla, K.: Untersuchungen zur Bewertung kolloidaler Volumenersatzmittel. Anaesthesist **14**, 137—143 (1965).
5. — Frey, R., Halmágyi, M.: Die Blutvolumenbestimmung mit radioaktiven Isotopen zur Verhütung von Irrtümern in der Anzeigestellung zur Bluttransfusion und Infusion von Blutersatzmitteln. Bibl. haemat. **16**, 223—230 (1963).
6. Alexander, S., Eaton, J. C., Freedman, H. J.: Some experimental observations on the action of intravenous hypertonic urea in dogs, with particular reference to plasma volume and tissue urea changes. J. Neurol. Neurosurg. Psychiat. **24**, 148—150 (1961).
7. Allgöwer, M., Studer, E.: Methodik und Ergebnisse einer Schnellbestimmung des Blutvolumens mit J-131 in der Klinik. Langenbecks Arch. klin. Chir. **301**, 122—127 (1962).
8. Annegers, J. H., Wakefield, H.: Electrolyte, urea, and water movements across canine intestinal mucosa. Amer. J. Physiol. **203**, 563—566 (1962).
9. Argent, D. E., Cope, D. H. P.: Cerebral hypoxia: Aetiology and treatment. Brit. Med. J. **3**, 593—598 (1956).
10. Arturson, G., Granath, K., Thorén, L., Wallenius, G.: The renal excretion of low molecular weight dextran. Acta Chir. Scand. **127**, 543—551 (1964).
11. Atik, M.: Prevention of acute renal failure. Amer. J. Surg. **108**, 384—392 (1964).
12. Attar, S., Borges, F. J., Cowley, A., Esmond, W. G., Hollingsworth, N., Blair, E.: Use of intravenous mannitol in postperfusion oliguria-anuria. Circulation **27**, 699—704 (1963).
13. Badmaev, K. N.: The therapeutic action of hypertonic solutions during traumatic cerebral edema. Bull. Exp. Biol. Med. **41/42**, 491—496 (1956).
14. Balogh, F., Pinter, J.: Über die therapeutischen Möglichkeiten der Anwendung von Mannit. Zschr. Urol. **59**, 253—258 (1966).
15. Barry, K. G., Cohen, A., LeBlanc, P.: Mannitolization I. The prevention and therapy of oliguria associated with cross-clamping of the abdominal aorta. Surg. **50**, 335—340 (1961).
16. — — Knochel, J. P., Whelana, T. J., Beisel, W. R., Vargas, C. A., LeBlanc, J. L.: Mannitol infusion II. The prevention of acute functional renal failure during resection of an aneurysm of the aorta. New Engl. J. Med. **264**, 967—973 (1961).
17. — Berman, A. R.: Mannitol infusion III. The acute effect of the intravenous infusion of mannitol on blood and plasma volume. New Engl. J. Med. **264**, 1085—1094 (1961).
18. — Malloy, J. P.: Oliguric renal failure. Evaluation and therapy by the intravenous infusion of mannitol. J. A. M. A. **179**, 510—513 (1962).
19. Batter, F. C., Biglieri, E. G.: Primary aldosteronism: Clinical staff conference at the National Institute of Health. Ann. Int. Med. **48**, 647 (1958).
20. Baue, A. E., Tragus, E. T., Parkins, W. M.: Effects of increased osmolality and corrections of acidosis on bloodflow and oxygen consumption in hemorrhagic shock. J. Surg. Res. **7**, 349—356 (1967).

21. Bauer, K. H.: Die Behandlung der Schädelbasisbrüche. Langenbecks Arch. klin. Chir. **196,** 488—499 (1939).

22. Baur, H.: Respiration und Kohlensäurehaushalt. Stuttgart: Schattauer 1963

23. — Elementargefährdung und Elementartherapie. Ein Beitrag zur Diagnose, Prophylaxe und Therapie lebensbedrohender Zustände. Dtsch. Ärztebl. - Ärztl. Mitt. **32,** 1742—1745 (1964).

24. — Fortschritte in der Differenzierung akuter Elementargefährdung des Lebens. Wien. Med. Wschr. **39,** 789—794 **(1965)**

25. Beal, J. M., Frost, P. M., Smith, J. L.: Observations on the intravenous administration of hypertonic glucose solution in man. Ann. Surg. **138,** 203—208 (1953).

26. Becker, E. L., Ginn, H. E.: Free water excretion in normal dogs. Amer. J. Physiol. **202,** 1131—1135 (1962).

27. Bell, N. H., Schedl, H. P., Bartter, F. C.: An explanation for abnormal water retention and hyposmolality in congestive heart failure. Amer. J. Med. **36,** 351—360 (1964).

28. Benad, G., Hübner, K., Schaps, P.: Zur Problematik der Harnstofftherapie des Hirnödems. Zbl. Chir. **88,** 1569—1574 (1963).

29. Bendixen, H. H., Laver, M. B.: Hypoxia and anaesthesia. Clin. Pharm. Therap. **6,** 510—539 (1965).

30. Benson, D. W., Murphy, G. P.: Urea induced serum hyperosmolality and the central nervous system. Anaesthesiology **22,** 24—28 (1961).

31. Berger, E. Y., Farber, S. J., Earle, D. P.: Renal excretion of mannitol. Proc. Soc. Exp. Biol. Med. **66,** 62—66 (1947).

32. — Quinn, G. P., Homer, M. A.: Effect of desoxycorticosterone on the colon: Its relation to the action of cation exchange resins in man. J. Clin. Invest. **36,** 451—456 (1957).

33. Bergström, J., Bucht, H., Ek, J., Josephson, B., Wenkö, L.: The effect of intravenous infusion of large quantities of dextran solution on kidney function in man. Scand. J. Clin. Laborat. Invest. **11,** 82—96 (1959).

34. Berman, L. B., Onnen, K.: The site of action of mannitol. Expert. Med. Inter. Congr. Ser. **67,** 10—15 (1963).

35. Bernstein, E. F.: Effect of low molecular weight dextran on red cell charge during clinical extracorporal circulation. Circulation **27,** 816—819 (1963).

36. Bernstein, L. M., Blumberg, B., Arkin, M. C.: Osmotic diuretic treatment of refractory edema. Circulation **17,** 1013—1020 (1958).

37. Blatherwick, N. R., Bradshaw, P. J., Ewing, M. E., Larson, H. W., Sawyer, S. D.: The metabolism of sorbitol. J. Biol. Chem. **134,** 549—554 (1940).

38. Boba, A., Gainor, J., Powers, S. R.: The influence of mannitol on water and electrolyt excretion following trauma. Surg. **52,** 188—191 (1962).

39. Boussingault, J.: Sur la sorbite, matière sucrée analogue à la mannite, trouvée dans le jus des baies du Sorbiers des oiseleurs. J. Pharmacie Chim. **40,** 36—42 (1872).

40. Bozler, E.: Electrolytes and osmotic balance of muscle in solution of non-electrolytes. Amer. J. Physiol. **200,** 656—657 (1961).

41. Braasch, D.: Normalisierung des Kreislaufes durch Infusion von 40%iger Polyglukose nach schweren Verbrennungen beim Hund. Brun's Beiträge klin. Chir. **2,** 202—207 (1966).

42. Bradbury, M. W. B., Coxon, R. V.: The penetration of urea into the central nervous system at high blood levels. J. Physiol. **163,** 423—435 (1962).

43. Bricker, N. S., Kime, S. W., Morrin, P. A. F., Orlowsky, T.: The influence of glomerular filtration rate, solute excretion, and hydrating on the concentration

mechanism of the experimentally diseased kidney in the dog. J. Clin. Invest. **39**, 864—875 (1960).

44. Brooks, D. K., Williams, W. G.: Osmolar and electrolyte changes in haemorrhagic shock. Hypertonic solutions in the prevention of tissue damage. Lancet **1969 I**, 891—892.

45. Browder, J., Bragdon, F. H.: An evaluation of sorbitol as a dehydrating agent. Amer. J. Surg. **49**, 234—241 (1940).

46. Brownlee, K. A.: Statistical theory and methodology in science and engineering. New York-London-Sidney: McGraw-Hill 1965.

47. Bruns, P. D., Linder, R. O., Drose, V. E., Battaglia, F.: The placental transfer of water from fetus to mother following the intravenous infusion of hypertonic mannitol to the maternal rabbit. Amer. J. Obstec. Gyn. **86**, 160—167 (1963).

48. Bubnoff, M., Riecker, G.: Zellosmolarität und Zellwassergehalt. Klinische und experimentelle Untersuchungen an Erythrozyten. Klin. Wschr. **38**, 724—733 (1961).

49. Buckell, M.: Blood changes on intravenous administration of mannitol or urea for reduction of intracranial pressure in neurosurgical patients. Clin. Sci. **27**, 223—227 (1964).

50. Bühlmann, A., Scheitlin, W., Rossier, P. H.: Die Beziehung zwischen Blut und Liquor cerebrospinalis bei Störungen des Säure-Basen-Gleichgewichtes. Schweiz. Med. Wschr. **93**, 427—432 (1963).

51. Bürger, M.: Über Osmotherapie. Ther. Gegenw. **27**, 27—30; 72—75 (1925).

52. — Osmotherapie. Stuttgart: Wissensch. Verl. 1952.

53. — Baur, M.: Versuche über die physiologischen Grundlagen der Osmotherapie. Zschr. ges. exp. Med. **42**, 296—344 (1924).

54. — — Die Wirkungen hypertonischer Zucker-Ringer-Lösungen auf die mechanischen und elektrischen Vorgänge im überlebenden Froschherzen. Zschr. ges. exp. Med. **44**, 568—596 (1925).

55. — Hagemann, E.: Über osmotische Wirkungen intravenöser Zuckerinjektionen unter wechselnden Bedingungen. Zschr. ges. exp. Med. **11**, 239—256 (1920).

56. Burg, M. B., Papper, S., Rosenbaum, J. D.: Factors influencing the diuretic response to ingested water. J. Lab. Clin. Med. **57**, 533—545 (1961).

57. Butler, A. M.: Electrolyte and water balance. New Engl. J. Med. **220**, 827—834 (1939).

58. Camishion, R. C., Fichman, N. H.: Effect of mannitol in renal blood flow and cardiac output in hemorrhagic shock. Circulation **29**, 130 (1964).

59. Carr, C. J., Krantz, J. C.: Metabolism of the sugar alcohols and their derivates. Advances in Carbohydrate Chem. **1**, 175—192 (1945).

60. Cheney, F. W., Rand, P. W., Lincoln, J. R.: Mannitol-induced diuresis. Its effect on serum and urin sodium concentration. Arch. Surg. **88**, 197—201 (1964).

61. Chinard, F. P., Enns, T.: Osmotic pressure. Science **124**, 472—474 (1956).

62. Clark, J. K., Barker, H. G.: Is mannitol metabolized? Proc. Soc. Exp. Biol. Med. **69**, 152—154 (1957).

63. Clasen, R., Pandolfi, S., Martin, F., Taylor, C. B.: The treatment of experimental edema by intravenous hypertonic solutions. Surg. Forum **7**, 67—71 (1957).

64. — Cooke, P. M., Pandolfi, S., Carnecki, G., Bryar, G.: Hypertonic urea in experimental cerebral edema. Arch. Neurol. **12**, 424—434 (1965).

65. Clasen, R., Prouty, R. R., Bingham, W. G., Martin, F., Hass, G. M.: Treatment of experimental cerebral edema with intravenous hypertonic glucose, albumin, and dextran. Surg. Gyn. Obstec. **104**, 591—606 (1962).

66. Coleman, D. J., Buckell, M.: The effect of urea and mannitol infusions on circulatory volume. Anaesthesia 19, 507—510 (1964).
67. Darrow, D. C., Yannet, H.: The changes in distribution of body water accompanying increase and decrease in extracellular electrolyte. J. Clin. Invest. 14, 266—275 (1935).
68. — — Metabolic studies of changes on body electrolyte and distribution of body water induced experimentally by deficit of extracellular electrolyte. J. Clin. Invest. 15, 419—427 (1936).
69. David, M., Deligné, P.: Traitement osmotique de l'oedème cérébral par une solution hypertonique injectable d'urée-mannitol. Presse méd. 71, 1959—1961 (1963).
70. Davidson, J. L.: Disturbances in water and electrolyte balance. J. Amer. Vet. Ass. 103, 160—161 (1943).
71. Detmer, D. E., Zimmermann, J. M., King, T. C.: Mannitol diuresis: The relationship of plasma volume to renal blood flow. J. Surg. Res. 5, 552—555 (1965).
72. Deutsch, S., Goldberg, M., Dripps, R. D.: Postoperative hyponatremia with the inappropriate release of antidiuretic hormone. Anesthesiology 27, 250—256 (1966).
73. Dieckhoff, J.: Dextranwirkung und -nachweis bei intestinaler Säuglingstoxikose. Arch. Kinderheilk. 3, 121—131 (1951).
74. Diemath, H. E., Fink, E.: Die osmotische Erythrozytenresistenz beim schweren Schädel-Hirntrauma. Langenbecks Arch. klin. Chir. 293, 10—17 (1959).
75. Dienst, C.: Über die Bedeutung der Elektrolyte bei der Ödementstehung und der Ödembehandlung. Klin. Wschr. 17, 124—127 (1938).
76. DiPalma, J. R.: Drill's pharmacology in medicine. New York-Toronto-Sydney-London: McGraw-Hill 1965.
77. Doberneck, R. C., Schwartz, F. D., Barry, K. G.: A comparison of the prophylactic value of 20 per cent mannitol, 4 per cent urea, and 5 per cent dextrose on the effects of renal ischemia. J. Urol. (Balt.) 89, 300—305 (1964).
78. — Mazze, R. I., Schwartz, F. D., Barry, K. G.: Effects of hypertonic mannitol infusion on renal clearance in human with normal or deseased kidneys. J. Urol. (Balt.) 91, 123—125 (1964).
79. Dominguez, R., Corcoran, A. C., Page, I. H.: Mannitol: Kinetics of distribution, excretion, and utilisation in human beings. J. Lab. Clin. Med. 32, 1192—1197 (1947).
80. Donovan, H., Brenner, O.: The influence of intravenous injection of urea on the exchange of substances between the blood and the tissues. Brit. J. Exp. Path. 11, 419—438 (1930).
81. Einspruch, B. C., Clark, K.: Clinical experiences with intravenous urea used to lower intracranial pressure. Texas Reports on Biol. and Med. 20, 176—179 (1962).
82. Elkinton, J. R., Gilmour, M. T., Wolff, W. A.: The control of water and electrolyte balance in surgical patients. Ann. Surg. 110, 1050—1066 (1939).
83. Ellis, F. W., Krantz, J. C.: Sugar alcohols: Metabolism and toxicity studies with mannitol and sorbitol in men and animals. J. Biol. Chem. 141, 147—154 (1941).
84. Engelhardt, W.: Untersuchungen über die Regulierung des Wasserhaushaltes im Ziegenpansen. II. Beeinflussung des Nettoflüssigkeitszuflusses in den Pansen. Pflüger's Arch. Physiol. 278, 152—162 (1963).
85. Eppinger, H.: Die Permeabilitätspathologie. Wien: Springer 1949.
86. Evonuk, E.: Hemodynamic and metabolic responses of infused low molecular weight dextran. Amer. J. Physiol. 212, 514—518 (1967).

87. Fahey, J. L., Barth, W. F., Solomon, A.: Serum hyperviscosity syndrom. J. A. M. A. **192**, 464—467 (1965).

88. Fanconi, G.: Der heutige Stand der Wasser- und Elektrolytbehandlung toxischer Zustände. Schweiz. Med. Wschr. **90**, 1—7 (1960).

89. Feher, G., Rodbard, S., Katz, L. N.: The renal response of hypertonic sucrose solution. Surg. **12**, 705—710 (1942).

90. Felber, J. P., Renold, A. E., Zahnd, G. R.: The cooperative metabolism of glucose, fructose, galactose, and sorbitol in normal subjects and in deseased states. Mod. Probl. Paediat. **4**, 467—489 (1959).

91. Figdor, P. P.: Bemerkungen zur Mannittherapie. Anaesthesist **14**, 7—9 (1965).

92. Fitzsimons, J. T.: Drinking by nephrectomized rats injected with various substances. J. Physiol. **155**, 563—579 (1961).

93. Fraser, B. G., Robertson, H. R.: Water and electrolyte balance in surgery. Canad. Med. Ass. J. **43**, 405—410 (1940).

94. Fremont-Smith, F., Forbes, H. S.: Intraocular and intracranial pressure; experimental study. Arch. Neurol. Psychiat. **18**, 550—564 (1927).

95. Frowein, R., Tönnis, W.: Zentrale Atemstörungen bei Schädel-Hirnverletzten und bei Hirntumoren. Berlin-Göttingen-Heidelberg: Springer 1963.

96. Frühmann, G.: Die Atemlähmung. Münch. Med. Wschr. **7**, 365—37 (1966).

97. Galin, M. A., Davidson, R.: Hypotensive effect of urea in inflamed and non-inflamed eye. Arch. Ophthal. **68**, 633—635 (1962).

98. Gelin, L. E., Ingelmann, B.: Rheomacrodex – a new dextran solution for rheological treatment of impaired capillary flow. Acta Chir. Scand. **122**, 294 bis **302** (1961).

99. — Sölvell, L., Zederfeldt, B.: The plasma volume expanding effect of low viscous dextran and macrodex. Acta Chir. Scand. **122**, 309—323 (1961).

100. — Thorén, O. K. A.: Influence of low viscous dextran on peripheral circulation in man. Acta Chir. Scand. **122**, 303—308 (1961).

101. Gessler, U., Hahn, E.: Zum Elektrolytstoffwechsel bei der experimentellen metabolischen Azidose und seiner Beeinflussung durch Glukose-Insulin-Infusionen. Zschr. ges. exp. Med. **136**, 285—292 (1962).

102. Ghose, R. R., Joekes, A. M.: Treatment of severe aspirin poisoning without dialysis. Lancet 1964 I, 1409—1412.

103. Gigon, A.: Über quantitative Schwankungen einiger wichtiger Blutbestandteile. Schweiz. Med. Wschr. **93**, 194—197 (1963).

104. Gilbert, R. G. B., Brindle, G. F., Galindo, A.: Anesthesia for neurosurgery. Boston: Little Brown 1966.

105. Gipstein, R. M., Boyle, J. D.: Hypernatremia complicating prolonged mannitol diuresis. New Engl. J. Med. **272**, 1116—1120 (1965).

106. Gött, U., Grote, W., Wüllenweber, R.: Erfahrungen mit Harnstoff als hirndrucksenkende Substanz in der Neurochirurgie. Langenbecks Arch. klin. Chir. **299**, 413—422 (1962).

107. Goldberg, M., Ramirez, M. A.: Effects of saline and mannitol diuresis on the renal concentrating mechanism in dogs: Alterations in renal tissue solutes and water. Clin. Sci. **32**, 475—493 (1967).

108. Goldsmith, C., Rector, F. C., Seldin, D. W.: Evidence for a direct effect of serum sodium concentration on sodium resorption. J. Clin. Invest. **41**, 850—859 (1962).

109. Goodman, L. S., Gilman, A.: The pharmacological basis of therapeutics. New York-London-Toronto: Macmillan 1965.

110. Grossfeld, H.: Osmotischer Druck, Elektrolyte und Gewebezellen. Protoplasma **26**, 497—519 (1936).

5*

111. Gruber, U. F.: Blutersatz. Berlin-Heidelberg-New York: Springer 1968.

112. — Grass, S., Meili-Gerber, E., Allgöwer, M.: Die Beeinflussung der Diurese durch verschiedene Blutersatz- und Plasmapräparate beim leicht hypovolämischen Menschen. Helvet. Chir. Acta **32**, 610—615 (1965).

113. Guyton, A. C.: Textbook of medical physiology. Philadelphia-London: Saunders 1966.

114. Hallwachs, O.: Die Mannit-Diurese in der Chirurgie – experimentelle und klinische Ergebnisse. Melsung. Med. Mitt. **105**, 84—103 (1965).

115. Halmágyi, D.: Pathogenesis of edema due to decreased colloidosmotic pressure. Orvostud. bes. **1**, 154—158 (1947).

116. Halmágyi, M.: Die Bedeutung der klinischen Vollbilanzierung bei der parenteralen Ernährung. In: Fortschritte der parenteralen Ernährung. Lochham bei München: Pallas 1967.

117. —, Ahnefeld, F. W.: Der Einfluß der Osmotherapeutica auf das Blutvolumen. In: Anaesthesie und Notfallmedizin, S. 198—204. Berlin-Heidelberg-New York: Springer 1966.

118. Hamilton, U. H.: Coma due to fat-embolism treated with hypothermie and dehydration. Lancet **1964 II**, 994—995.

119. Harreveld, A., Collewijn, H., Malhotra, S. K.: Water, electrolytes, and extracellular space in hydrated and dehydrated brains. Amer. J. Physiol. **210**, 251—256 (1966).

120. Hecht, G., Weese, H.: Periston – ein neuer Blutflüssigkeitsersatz. Münch. Med. Wschr. **1**, 11—15 (1943).

121. Helmholz, H. F., Bollmann, J. L.: The intravenous administration of sucrose solutions as a mean of producing intense diuresis. J. Lab. Clin. Med. **25**, 1180—1187 (1940).

122. Helmreich, E.: Zuckertransport in Zellen und Gewebe. Ein Ort der Stoffwechselkontrolle? In: Klinische Physiologie, Band I. Stuttgart: Thieme 1963.

123. Hemmer, R.: Die liquordrucksenkende Wirkung einiger neuer Pharmaca. Med. Klin. **59**, 1590—1592 (1964).

124. Henning, N.: Klinische Laboratoriumsdiagnostik. München-Berlin: Urban u. Schwarzenberg 1960.

125. Herrmann, H.-D., Palleske, H.: Stoffwechselstörungen nach Schädel-Hirntraumen und neurochirurgischen Operationen. Melsung. Med. Mitt. **106**, 61—69 (1966).

126. Hint, H. C.: Colloid osmotic effect in isolated perfused rabbit's ear. Bibl. anat. **7**, 250—254 (1965).

127. Hoff, H. E., Deavers, S., Huggins, R. A.: Effects of hypertonic glucose and mannitol on plasma volume. Proc. Soc. Exp. Biol. Med. **122**, 630—634 (1966).

128. Holland, R. C., Sundstein, J. W., Sawyer, C. H.: Effects of intracarotic injections of hypertonic solutions on arterial pressure in the rabbit. Circulation **7**, 712—720 (1963).

129. Hollingsworth, J. W., Hollingsworth, D. R.: Study of total red cell volume and erythrocyte survival using radioactive chromium in patients with advanced pulmonary tuberculosis. Ann. Int. Med. **42**, 810—815 (1955).

130. Holub, K.: Zur Frage der Senkung des Hirndruckes (der intracraniellen Drucksteigerung). Zbl. Chir. **85**, 1964—1968 (1960).

131. Honegger, H.: Klinische Erfahrungen mit der Senkung des Augeninnendrucks durch Harnstoffinfusionen. Bericht über die 64. Zusammenkunft der Deutschen Ophthalmologischen Gesellschaft in Heidelberg **64**, 420 bis 425 (1961).

132. Horatz, K., Frey, R.: Schock und Plasmaexpander. Berlin-Göttingen-Heidelberg-New York: Springer 1964.
133. Horsey, J. P.: Osmolar and electric change in haemorrhagic shock. Lancet **1963 I,** 603.
134. Hunziker, A., Bühlmann, A., Uehlinger, A., Osacar, E. M.: Zur Pathophysiologie und Therapie des erhöhten intracraniellen Druckes. Schweiz. Med. Wschr. **90,** 1051—1057 (1960).
135. Isfort, A.: Ein Beitrag zum akuten traumatischen Subduralhämatom. Chirurg **32,** 544—546 (1961).
136. — Der Chirurg und das Schädeltrauma. Berlin-Heidelberg-New York: Springer 1965.
137. — Indikationen der Osmotherapie in der Neurochirurgie. In: Infusionstherapie, S. 149—155. Berlin-Heidelberg-New York: Springer 1966.
138. Jacobs, H. L.: Effect on intragastric hypertonic glucose loads on AC brain resistance in rats. Proc. Soc. Exp. Biol. Med. **114,** 657—659 (1963).
139. Jacobs, M. H.: Some aspects of cell permeability to weak electrolytes. Cold Spring Harbor Symposia on Quantitative Biology **8,** 30—39 (1940).
140. — Parpart, A. K., Corson, S. A.: Osmotic properties of the erythrocytes. J. Cell Comparat. Physiol. **9,** 177—190 (1937).
141. Jaenicke, J. R.: The relative rates of urea and water permeation in the distal nephron of the intact kidney. J. Clin. Invest. **43,** 45—55 (1964).
142. Jakovljevic, V.: Untersuchungen über Wasserverlust und Blutzuckerwerte bei postoperativer Krankheit. Brun's Beiträge klin. Chir. **184,** 435—444 (1952).
143. James, J., Gordillo, G., Metcoff, J.: Effects of infusions of hyperoncotic dextran in children with the nephrotic syndrome. J. Clin. Invest. **33,** 1346 bis 1357 (1954).
144. Javid, M.: Urea, new use of an old agent. Reduction of intracranial and intraocular pressure. Surg. Clin. **38,** 907—928 (1958).
145. — Anderson, J.: The effect of urea on cerebrospinal fluid pressure in monkeys before and after bilateral nephrectomy. J. Lab. Clin. Med. **53,** 484—491 (1959).
146. — Settlage, P.: Effect of urea on cerebrospinal fluid pressure in human beings. J.A.M.A. **160,** 943—949 (1956).
147. — — Monfore, T.: Urea in the management of increased intracranial pressure. Surg. Forum **7,** 528—532 (1957).
148. Jelsma, L. F., McQueen, J. D.: Effect of experimental restriction on brain water. J. Neurosurg. **24,** 35—40 (1967).
149. Jeppsson, St., Järpe, E. S., Rabow, L.: The treatment of increased intracranial pressure in neurosurgery. Acta Chir. Scand. **312,** 1—26 (1963).
150. Jonxis, J. H. P.: Excretion of sugars after the intravenous administration of invert sugar. Mod. Probl. Paediat. **4,** 490—496 (1959).
151. Jorns, G.: Experimentelle Untersuchungen über die Resorptionsvorgänge in den Hirnkammern. Arch. klin. Chir. **171,** 326—360 (1932).
152. Joynt, R. J., Afifi, A., Harbison, J.: Hyponatremia in subarachnoid hemorrhage. Arch. Neurol. **13,** 633—638 (1965).
153. Judd, D., Herendeen, T., Shumaker, H. B.: Influence of mannitol and low molecular weight dextran upon renal blood flow. Surg. **56,** 529—534 (1964).
154. Keegan, H. R., Evans, J. P.: Studies in cerebral swelling. III. Acta Neurochir. **10,** 466—472 (1962).
155. Kessler, E., Levy, M. R., Allen, R. L.: Red cell electrolytes in patients with edema. J. Lab. Clin. Med. **57,** 32—41 (1961).

156. Khuri, R. N., Flanigan, W. J., Oken, D. E., Salomon, A. K.: Influence of electrolytes on glucose absorption in Necturus kidney proximal tubules. Federation Proc. 25, 899—902 (1966).

157. Kinugawa, K.: Über den Einfluß der intravenösen Injektion von hypertonischer Traubenzuckerlösung und der Funktion des reticulo-endothelialen Systems auf die Chlorverteilung im Blut und die Blutkonzentrationen. Mitt. med. Akad. Kyoto 12, 238—246 (1934).

158. Kisch, F.: Experimentelles zur Kreislaufwirkung endovenös einverleibter hypertonischer Lösungen. Zschr. ges. exp. Med. 56, 215—250 (1927).

159. Kleinefelder, H.: Experimentelle Untersuchungen und klinische Erfahrungen mit einem neuen Diuretikum. Dtsch. Med. Wschr. 88, 1695—1702 (1963).

160. Koller, S.: Statistische Auswertung der Untersuchungsergebnisse. In: Hoppe-Seyler/Thierfelder: Handbuch der physiologisch- und pathologisch-chemischen Analyse. Band II, S. 931—1036. Berlin-Göttingen-Heidelberg: Springer 1955.

161. — Statistische Auswertungsmethoden. In: Biochemisches Taschenbuch, S. 959—1046. Berlin-Göttingen-Heidelberg-New York: Springer 1964.

162. Kóvach, A. G. B.: Die zentralvenöse Regulation der Natriumausscheidung. Pflüger's Arch. Physiol. 270, 49—50 (1959).

163. Kramer, G.: Zur medikamentösen Regulierung des Wasserhaushaltes beim Hirnödem. Med. Welt 1965, 2238—2244.

164. Kraus, H.: Aufgaben einer modernen Neurochirurgie. Wien. klin. Wschr. 77, 77—84 (1965).

165. Kreuscher, H.: Die Hirndurchblutung unter Neuroleptanaesthesie. Berlin-Heidelberg-New York: Springer 1967.

166. Krück, F.: Pathophysiologie und Klinik der hormonalen Regulation des Wasser- und Elektrolythaushaltes. Melsung. Med. Mitt. 102, 47—71 (1964).

167. — Transport und Funktion intracellulärer Elektrolyte. München-Berlin-Wien: Urban u. Schwarzenberg 1967.

168. Kulenkampff, D.: Zur Frage der Behandlung der Gehirnerschütterung und Schädelbasisbrüche. Arch. klin. Chir. 183, 418—425 (1935).

169. Kuni, H., Graul, E. H., Hundeshagen, H., Schaumlöffel, E.: Eine Methode zur Schnellmarkierung der Erythrozyten mit Chrom-51. Atompraxis 9, 377—380 (1963).

170. Kuntze, F. W., Rodeck, H.: Untersuchungen an Kindern über Tag-Nacht-Unterschiede bei kombinierter Glukose-Wasser-Belastung. Z. Kinderheilk. 89, 115—130 (1964).

171. Kuschinsky, G., Lüllmann, H.: Kurzes Lehrbuch der Pharmakologie. Stuttgart: Thieme 1966.

172. Kylin, E.: Studien über die Ödemausschwemmung. IV. Mitteilung: Über den kolloidosmotischen Druck des Blutserums während der Ödemausschwemmung. Zschr. ges. exp. Med. 68, 746—766 (1929).

173. Lang, K., Lehnartz, E.: Handbuch der physiologisch- und pathologisch-chemischen Analyse. Band II, S. 50—70. Berlin-Göttingen-Heidelberg: Springer 1955.

174. — Frey, R., Halmágyi, M.: Infusionstherapie. Berlin-Heidelberg-New York: Springer 1966.

175. Langfitt, T. W.: Possible mechanism of action of hypertonic urea in reducing intracranial pressure. Neurology 11, 196—209 (1961).

176. Lavietes, P. H., D'Esopo, L. M., Harrison, H. E.: The water and base balance of the body. J. Clin. Invest. 14, 251—265 (1935).

177. Lechtenberg, H. W.: Das gedeckte Schädel-Hirntrauma und seine Therapie. Chirurg 34, 241—247 (1963).

178. Legowski, St., Borovicženy, K. G. v.: Exakte Hämoglobinbestimmung in der täglichen Praxis. Dtsch. Med. Wschr. **87**, 1953—1960 (1962).
179. Lévy, A.: Möglichkeiten und Gefahren der Therapie des Hirnödems mit Urea. Schweiz. Med. Wschr. **90**, 345—347 (1960).
180. Lilien, O. M., Jones, S. G., Mueller, C. B.: The mechanism of mannitol diuresis. Surg. Gyn. Obstec. **117**, 221—225 (1963).
181. Lindberg, H. A., Wald, M. H., Barker, M. H.: Renal changes following administration of hypertonic solutions. Arch. Int. Med. **63**, 907—918 (1939).
182. Lindemann, H. A., Ginn, H. E., Kalbfleisch, J. M., Smith, W. O.: Effect of galactose on urinary electrolyte excretion in man. Proc. Soc. Exp. Biol. Med. **115**, 264—267 (1950).
183. Luke, R. G., Linton, A. L., Briggs, J. D., Kennedy, A. C.: Mannitol therapy on acute renal failure. Lancet **1965 I**, 980—982.
184. Luttrell, C. N., Finberg, L., Drawny, L. P.: Hemorrhagic encephalopathy induced by hypernatremia. Arch. Neurosurg. **1**, 153—160 (1959).
185. Marshall, R. J., Shepherd, J. T.: Effect of injections of hypertonic solution on blood flow through the femoral artery of the dog. Amer. J. Physiol. **197**, 951—954 (1959).
186. Matheson, N. A., Harper, D. R., Hedley, A. J., Irvin, T. T.: Effect of low-molecular-weight dextran on postoperative renal function. Lancet **1965 I**, 779—781.
187. Matson, D. P.: Treatment of cerebral swelling. New Engl. J. Med. **272**, 626—631 (1965).
188. Maude, D. L., Wesson, L. G.: Renal water reabsorption during saline and urea osmotic diuresis in the dog. Amer. J. Physiol. **205**, 477—482 (1963).
189. McDowell, M. E., Wolf, A. V., Steer, A.: Osmotic volumes of distribution. Idiogenic changes in osmotic pressure associated with administration of hypertonic solutions. Amer. J. Physiol. **180**, 545—558 (1955).
190. McGowan, G. K.: Osmolar and electrolyte changes in haemorrhagic shock. Lancet **1963 I**, 775.
191. McQueen, J. D., Jeanes, L. D.: Dehydration and rehydration of the brain with hypertonic urea and mannitol. J. Neurosurg. **21**, 118—121 (1964).
192. Messmer, K.: Intestinale Faktoren im Schock: Intestinaler Kreislauf. Arch. klin. Chir. **319**, 890 (1967).
193. — Kraemer, M.: Osmotische Beeinflussung der Leberdurchblutung. Ann. Chir. expér. **1**, 51—53 (1967).
194. — Rosenthal, L.: Isolierte Perfusion der Hundeniere in situ vor und während Mannit-Diurese. Zschr. ges. exp. Med. **141**, 281—300 (1966).
195. Mezhera, A. V., Khayutin, M. V.: Some action mechanism of hypertonic solutions of glucose and sodium chloride on the cardiovascular system. Patol. fizio. eksper. ter. **6**, 28—32 (1962).
196. Moore, F. D.: Tris buffer, mannitol, and low viscous dextran. Three new solutions for old problems. Surg. Clin. **43**, 577—596 (1963).
197. — Olesen, K. H., McMurrey, J. D., Parker, H. V., Ball, M. R., Boyden, C. M.: The body cell mass and its supporting environment. Philadelphia-London: Saunders 1963.
198. Moyer, C. A.: Acute temporary changes in renal function associated with major surgical procedures. Surg. **27**, 198—207 (1950).
199. Mudge, G. H., Foulks, J., Gilman, A.: Effect of urea diuresis on renal exkretion of electrolytes. Amer. J. Physiol. **158**, 218—230 (1949).
200. Murisasco, A., Unal, D., Jauffret, P., Belsunce, M. de: The clinical use of sorbitol 30% solution for i. v. infusion. Aggressologie **7**, 253—266 (1966).

201. **Murphy, G. P., Gagnon, J. A., Teschan, P. E.**: Measurement of renal function in hemorrhagic hypotension: Effect of mannitol. J. Urol. (Balt.) **90**, 133—138 (1963).
202. — **Gagnon, J. A.**: Alteration in glomerular filtration rate, osmolar, and free water clearance during mannitol osmotic diuresis. J. Urol. (Balt.) **92**, 17—22 (1964).
203. — **Pearson, W. T., Johnston, G. S.**: The acute cardiovascular and renal hemodynamic consequences of osmotic diuresis. Invest. Urol. **1**, 394—402 (1964).
204. **Nachtwey, W.**: Die praktische Organisation der klinischen Infusionstherapie mit Zucker- und Elektrolytlösungen (I). Med. Welt **1963**, 1247—1253.
205. — Die praktische Organisation der Infusionstherapie mit Zucker- und Elektrolytlösungen (II). Med. Welt **1963**, 1289—1295.
206. **Nadler, S. B., Hidalgo, J. U., Bloch, T.**: Prediction of blood volume in normal human adults. Surg. **51**, 224—232 (1962).
207. **Netter, H.**: Theoretische Biochemie. Berlin-Göttingen-Heidelberg: Springer 1959.
208. **Nitschmann, H., Gygax, H. R.**: Eine einfache Methode zur Messung der relativen onkotischen Wirksamkeit von kolloidalen Plasmaersatzlösungen. Path. Mikrobiol. **27**, 548—557 (1964).
209. **Oisi, B.**: Studien über den Eiweißaustausch zwischen Erythrozyten und Plasma. 1. Mitteilung: Eiweißverteilung zwischen Erythrozyten und Plasma und Beeinflussung derselben durch intravenöse Infusion von hypertonischer Glukoselösung. J. Exp. Med. **39**, 399—418 (1941).
210. **Ollendiek, H.**: Untersuchungen über die Wirkung von Elektrolytschleppern bei operierten Patienten. Med. Welt **1964**, 1971—1973.
211. **Pabst, K.**: Urinausscheidung, PAH- und Inulin-Clearance nach schneller Infusion beim wachen Hund. Pflüger's Arch. Physiol. **270**, 69—70 (1959).
212. **Papp, C., Smith, K. S.**: Urea, the forgotten diuretic. Brit. Med. J. **5050**, 906—911 (1961).
213. **Pappius, H. M., Dayes, L. A.**: Hypertonic urea. Arch. Neurol. **13**, 395—402 (1965).
214. —, **Oh, J. H., Dossetor, J. B.**: The effects of rapid hemodialysis on brain tissue and cerebrospinal fluid of dogs. Can. J. Physiol. Pharm. **45**, 129—145 (1966).
215. **Parks, C. R.**: Operative fluid shifts, a review of the literature. Anesth. Analg. **45**, 495—504 (1966).
216. **Parry, W. L., Schaefer, J. A., Mueller, C. B.**: Experimental studies of acute failure. I. The protective effect of mannitol. J. Urol. (Balt.) **89**, 1—6 (1963).
217. **Parsons, D. S., Wingate, D. L.**: The effect of osmotic gradients on fluid transfer across rat intestine in vitro. Biochem. Biophys. Acta **46**, 170—183 (1961).
218. **Parsons, T. C., Bremner, J. D.**: The use of urea in the management of postictal confusion associated with cerebral and generalized edema. Psychiat. Neurol. **143**, 55—59 (1962).
219. **Patel, J. C.**: Utilisation du mannitol dans la prévention et le traitement des oligo-anuries chirurgicales. Presse Méd. **72**, 2385—2386 (1964).
220. **Peters, G., Brunner, H.**: Mannitol diuresis in hemorrhagic hypotension. Amer. J. Physiol. **204**, 555—558 (1963).
221. **Porto, C., Bland, J. E., Einspruch, B. C., Clark, W. K.**: Efficacy of agents currently used to reduce intracranial pressure when administered by a new technique. Surg. Forum **14**, 429—435 (1963).

222. Potter, B. J.: The effect of an intravenous infusion of hypertonic saline on renal mechanism and on electrolyte changes in sheep. J. Physiol. **184**, 605—617 (1966).
223. Powers, S. R., Boba, A., Hostnik, W., Stein, A.: Prevention of postoperative acute renal failure with mannitol in 100 cases. Surg. **55**, 15—22 (1964).
224. Quadbeck, G.: Über die Möglichkeit, den Stoffaustausch zwischen Blut und ZNS therapeutisch zu beeinflussen. Acta Neurochir. **7**, 152—156 (1961).
225. Rabelo, A., Litwin, M. S., Brady, M. P., Moore, F. D.: A comparison of the effects of several osmotic diuretic agents after acute hemorrhage in dog. Surg. Gyn. Obstec. **115**, 657—670 (1962).
226. Rauen, H. M.: Biochemisches Taschenbuch. Berlin-Göttingen-Heidelberg-New York: Springer 1964.
227. Read, R. C., Johnson, J. A., Vick, J. A., Meyer, M. W.: Vascular effect of hypertonic solutions. Circulation **8**, 538—548 (1960).
228. — Vick, J. A.: Cholinenergic-like effects of hypertonic solutions. Amer. J. Physiol. **200**, 233—237 (1961).
229. Reed, D. J., Woodbury, D. M.: Effect of hypertonic urea on cerebrospinal fluid pressure and brain volume. J. Physiol. **164**, 252—264 (1962).
230. Relman, A. S., Goodyer, A. V. N., Peterson, E. R.: Effect of mannitol on salt excretion during water diuresis. J. Appl. Physiol. **1**, 601—604 (1949).
231. Reulen, J.: Vor- und Nachteile der osmotischen Behandlung des Hirn-ödems. Zbl. Neurochir. **26**, 232—249 (1965).
232. — Brendel, W.: Pathophysiologie und Therapie des posttraumatischen Hirnödems. Melsung. Med. Mitt. **105**, 177—191 (1965).
233. Riecker, G.: Einteilung der Störungen des Wasser- und Elektrolytstoffwechsels. Internist **11**, 601—611 (1961).
234. Robertson, W. E., Oliensis, A. E., Stein, D.: Intravenous glucose medication. Med. J. Record **126**, 654—655 (1927).
235. Roesner, J.: „Rheomacrodex 10% mit Sorbit 20%" beim akuten Hirn- und Rückenmarködem. Med. Klin. **62**, 752—755 (1967).
236. Rosomoff, H. L.: Distribution of intracranial contents after hypertonic urea. J. Neurosurg. **19**, 589—865 (1962).
237. Rossanda, M., Di Giugno, D., Dorizzi, A.: The use of 20 per cent mannitol in the neurosurgery and neurological emergencies. Acta Neurochir. **12**, 586—604 (1965).
238. Rowe, G. G., Afonso, A., Castillo, C. A., Lowe, W. C.: The systemic and coronary hemodynamic effects of intravenous administration of 50% glucose. Amer. J. Med. Sci. **244**, 186—190 (1962).
239. Ruiz-Guinazu, A., Arrizurieta, E. E., Yelinek, L.: Electrolyte, water, and urea content in dog kidneys in different states of diuresis. Amer. J. Physiol. **206**, 725—730 (1964).
240. Salvo, H. A., Corner, M.: Induced drinking in dogs: Comparative effects of hypertonic sodiumchlorid and sorbitol. Proc. Soc. Exp. Biol. Med. **112**, 21—24 (1963).
241. Sarre, H., Knorr, R.: Führt die sog. osmotische Nephrose oder Zuckerspeicherniere zur Niereninsuffizienz? Klin. Wschr. **41**, 311—317 (1963).
242. Schade, H., Claussen, F.: Der onkotische Druck des Blutplasmas und die Entstehung der renal bedingten Ödeme. Klin. Med. **100**, 364—410 (1924).
243. — — Birner, M.: Die Onkodynamik der Capillaren und ihre Anwendung auf klinische Fragen. Klin. Med. **108**, 581—645 (1928).
244. Schädlich, M.: Zur Behandlung des Hirnödems und der Hirnschwellung. Dtsch. Gesundheitswesen **19**, 438—443 (1964).

245. Scharfetter, G., Hunziker, A., Bühlmann, A.: Zur Osmotherapie der intrakraniellen Drucksteigerung. Schweiz. Med. Wschr. **90**, 342—345 (1960).

246. Schega, H. W.: Eine Methodik zur fortlaufenden Registrierung postinfusioneller Ödembildung am Magen-Darm-Kanal des lebenden Versuchstieres. Zschr. ges. exp. Med. **122**, 387—398 (1953).

247. — Die Ödembildung in den Wandungen des Magen-Darm-Kanals nach intravenösen Infusionen. Brun's Beiträge klin. Chir. **188**, 109—125 (1954).

248. — Experimentelle Untersuchungen zur Frage osmotherapeutischer Beeinflußbarkeit des Ödems. Langenbecks Arch. klin. Chir. **280**, 479—503 (1955).

249. Scheler, F., Quellhorst, E., Hoeffler, D., Wigger, W.: Beeinflussung der Nierenfunktion durch Mannit-Infusionen bei akuter und chronischer Niereninsuffizienz. Schweiz. Med. Wschr. **95**, 1133—1140 (1965).

250. Schmidt, K.: Untersuchungen über die Wirkung von größeren intravenösen Laevulosegaben auf Liquordruck und Hämodynamik. Nervenarzt **31**, 411—415 (1960).

251. — Zur Wirkung einiger Osmotherapeutica. Anaesthesist **9**, 216—222 (1960).

252. — Bökenkamp, H.: Zur Änderung der Sauerstofftransportkapazität nach Osmo- und Onkotherapie. Anaesthesist **16**, 333—337 (1967).

253. — Schmalz, H.: Zur Blutvolumenveränderung nach Osmo-Onko-Therapie. Anaesthesist **16**, 201—204 (1967).

254. Schneider, M.: Zur Pathophysiologie des Gehirnkreislaufes. Acta Neurochir. **7**, 34—50 (1961).

255. Schotten, W.: Zur Osmotherapie der Stauungen und Ödeme. Pharmazie **5**, 208—211 (1961).

256. Schramm, G.: Sorbit in der Medizin. Wissenschaftliche Berichte E. Merck Darmstadt 1963.

257. Schröder, R., Härtel, M.: Experimentelle Untersuchungen über das antidiuretische Hormon. 1. Mitteilung. Die Wirkung von Tonephin auf die Harnkonzentrierung bei Infusion von Glukose und verschiedenen konzentrierten Salzlösungen. Klin. Wschr. **43**, 97—111 (1965).

258. Schubert, R.: Erweiterung der Osmotherapie unter Zusatz von Kollidon und Dextran. Klin. Wschr. **29**, 487 (1951).

259. Schulte-Steinberg, O.: Die klinische Anwendung von THAM, Mannitol und Urea. Chirurg **35**, 554 (1964).

260. Schwab, M.: Methodik und Indikation moderner Nierenfunktionsprüfungen. Dtsch. Gesellsch. Inn. Med. **69**, 299 (1963).

261. Schwartz, H. G., Elman, R.: Effect of sorbitol and sucrose on cerebrospinal fluid pressure and urine output. Proc. Soc. Exp. Biol. Med. **39**, 505—508 (1938).

262. Seeberg, V. P., Whitney, B., Goldman, D.: Blood sugar levels and urinary excretion of intravenously infused glucose, galactose, and sorbitol. J. Amer. Pharm. Ass. **43**, 592—596 (1954).

263. — McQuarrie, E. B., Secor, Ch. C.: Metabolism of intravenously-infused sorbitol. Proc. Soc. Exp. Biol. Med. **89**, 303—305 (1955).

264. Seitzman, D. M., Mazze, R. I., Schwartz, F. S., Barry, K. G.: Mannitol diuresis: A method of renal protection during surgery. J. Urol. (Balt.) **90**, 139—143 (1963).

265. Shaldon, S., McLaren, J. R., Sherlock, S.: Resistent ascites treated by combined diuretic therapy. Lancet 1960 I, 609—613.

266. Shenkin, H. A., Goluboff, B., Haft, H.: The use of mannitol for the reduction of intracranial pressure in intracranial surgery. J. Neurosurg. **19**, 897—900 (1962).

267. Simmons, D. H., Harvey, R. B., Hoshiko, T.: Effect of sodium intake on sodium loss due to mannitol diuresis. Amer. J. Physiol. 178, 182—188 (1963).
268. Smith, E. W., Drance, S. M.: Reduction of human intraocular pressure with intravenous mannitol. Arch. Ophthal. 68, 734—737 (1962).
269. Smith, H. St., Bering, E. A., Ingraham, F. D.: The effect of dehydration on cerebrospinal fluid formation and flow. Amer. Neurol. Ass. 85, 233—234 (1960).
270. Smith, R. H.: Pathological physiology for the anaesthesiologist. Springfield: C. C. Thomas 1966.
271. Smith, W. W.: The kidney structure and function in health and desease. New York: 1951.
272. Sollberg, G.: Zur Pathophysiologie und Klinik des Hirnödems. Med. Welt 4, 178—181 (1962).
273. Steffensen, K. A.: Some determinations of the total body water in man by means of intravenous injection of urea. Acta Physiol. Scand. 13, 282 bis 290 (1947).
274. Steigman, F., Sison, A., Dubin, A.: "Intractable" ascites in cirrhosis: Its management by a multiple diuretic approach. Amer. J. Med. Sci. 245, 521—542 (1963).
275. Steinhoff, H. E.: Ein Beitrag zur Therapie des cerebralen Insults. Med. Klin. 11, 436—439 (1963).
276. Steinmetz, P. R., Bank, N.: Effects of acute increases in the excretion of solute and water on renal-acid excretion in man. J. Clin. Invest. 42, 1142 bis 1146 (1964).
277. Stern, W. E., Coxon, R. V.: Osmolarity of brain tissue and its relation to brain bulk. Amer. J. Physiol. 206, 1—7 (1964).
278. Strauss, M.: Acute renal failure. Amer. J. Surg. 103, 321—324 (1962).
279. Struck, G., Umbach, W.: Das elektronenoptische Bild des Hirnödems in Rinde und Mark beim gleichen Patienten vor und nach medikamentöser Dehydrierung. Dtsch. Med. Forsch. 2, 179—180 (1964).
280. Stubbs, J., Pennybaker, J.: Reduction of intracranial pressure with hypertonic urea. Lancet 1960 I, 1094—1097.
281. Stuhlfauth, K., Mehnert, H., Pette, C.: Das Verhalten des Glukose-, Fruktose- und Sorbitstoffwechsels bei leberkranken und lebergesunden Patienten vor, während und nach intravenöser Infusion von Sorbit. Med. Welt 11, 1367—1370 (1960).
282. Thannhauser, S. J., Meyer, K. H.: Sorbit als Kohlenhydratersatz für die Diabeteskranken. Münch. Med. Wschr. 76, 356—360 (1929).
283. Thews, G.: Physiologie und Pathophysiologie der cerebralen Sauerstoffversorgung. Ärztebl. Rheinl.-Pfalz 20, 67—78 (1967).
284. Thurau, K.: Renal hemodynamics. Amer. J. Med. 36, 698 (1964).
285. — Schnerman, J.: Die Natriumkonzentration an den Macula-densa-Zellen als regulierender Faktor für das Glomerulumfiltrat (Mikropunktionsversuche). Klin. Wschr. 43, 410 (1965).
286. Todd, W. R., Myers, J., West, E. S.: On the metabolism of sorbitol and mannitol. J. Biol. Chem. 127, 274—282 (1939).
287. Tönnis, W., Frowein, R. A.: Wandel in der Behandlung schwerer Kopfverletzungen. Med. Klin. 58, 289—293 (1963).
288. Touster, O., Shaw, D. R. D.: Biochemistry of the acyclic polyols. Physiol. Rev. 42, 181—225 (1962).
289. Trimbos, J. B. M. J., Leyton, J. F.: Removal of water from the brain by administration of hypertonic solutions of urea. Psychiat. Neurol. Neurochir. 66, 15—23 (1963).

290. Truninger, B.: Wasser- und Elektrolyt-Fibel. Stuttgart: Thieme 1967.

291. Ullrich, K. J.: Mechanismus des renalen Wasser- und Elektrolyttransportes. Melsung. Med. Mitt. **38**, 7 (1964).

292. Vaughan, B. E., Doolan, P. D., Theil, G. B., **Alpen**, E. L.: Observations on body water in oliguric patients. J. Lab. Clin. Med. **58**, 859—866 (1961).

293. Velden, v. d. R.: Die stochamale und intravenöse Behandlung innerer Blutungen mit Kochsalz. Dtsch. Med. Wschr. **5**, 197—200 (1909).

294. Vogel, G., Teervooren, U., Stoeckert, I.: Untersuchungen zur Abhängigkeit des renalen tubulären Glukosetransportes vom Ionenangebot sowie des Natriumtransportes vom Angebot an Glukose. Arch. Ges. Physiol. **288**, 359—368 (1966).

295. Wachtler, St. F.: Über die Senkung des **Hirndrucks** durch Harnstoff. Dtsch. Med. Wschr. **82**, 855—856 (1957).

296. Wallace, W. M.: Electrolyte disturbances in **dehydration**. Minn. Med. **39**, 290—293 (1956).

297. Wallenius, G.: Die Nierenclearance von **Dextran** als Maß für die Durchlässigkeit der Glomeruli. Acta Soc. Med. **4**, 1—81 (1954).

298. Wanke, R.: Pathophysiologische Physiologie. Stuttgart: Thieme 1948.

299. Weiss, D. I., Shaffer, R., Wise, B. L.: Mannitol infusion to reduce intraocular pressure. Arch. Ophthal. **68**, 341—347 (1962).

300. Welt, L. G.: Clinical disorders of hydration and acid-base equilibriums. Boston-Toronto: Little Brown 1955.

301. Wenker, H.: Hirndrucksenkung und Minderung des Hirnvolumens durch intravenöse Infusion hypertoner Harnstofflösungen. Chirurg 33, 389—393 (1962).

302. — Über die Gefahren der intravenösen Harnstofftherapie bei Schädel-Hirnverletzten. Chirurg 35, 481—482 (1964).

303. Wenzel, K. P.: Zur Osmotherapie des posttraumatischen Hirnödems bei gedeckten Schädel-Hirntraumen. Mschr. Unfallheilk. **67**, 428—432 (1964).

304. West, C. D., Bayless, R. K.: Relation of saluresis of urea and mannitol loading to the normal excretion of electrolytes. Amer. J. Physiol. **191**, 512—524 (1957).

305. White, J. C., Sweet, W. H., Hurwitt, E. S.: Water balance in neurosurgical patients. Ann. Surg. **107**, 438—457 (1938).

306. Whiteman, P.: Osmolar and electrolyte changes in haemorrhagic shock. Hypertonic solutions in the prevention of tissue damage. Lancet **1963** I, 521 bis 526.

307. Wick, A. N., Almen, M. C., Joseph, L.: The metabolism of sorbitol. J. Amer. Ass. **40**, 542—544 (1951).

308. — — — The metabolism of sorbitol dehydrogenase. Biochem. J. **49**, 542—544 (1951).

309. — Drury, D. R.: Action of insulin on the permeability of cells to sorbitol. Amer. J. Physiol. **166**, 421—423 (1951).

310. Wiemers, K.: Grundlagen und Praxis der Infusionstherapie in der Chirurgie. Dtsch. Med. J. **12**, 327—333 (1961).

311. Wilbrandt, W.: Transportsysteme für Zucker. Mod. Probl. Paediat. **4**, 30—49 (1959).

312. Williams, J. A., Fine, J.: Measurements of blood volume with a new apparatus. New Engl. J. Med. **264**, 842—847 (1961).

313. Williams, T. F., Hollander, W., Strauss, M. B., Rossmeisl, E. C., McLean, R.: Mechanism of increased renal sodium excretion following mannitol infusion in man. J. Clin. Invest. **34**, 595 (1955).

314. Wilson, B., Reisman, D. D., Moyer, C. A.: Fluid balance in the urological patient. Disturbances in the renal regulation of the excretion of water and sodium salts following decompression of the urinary bladder. J. Urol. (Balt.) **66**, 805 (1951).
315. Wise, B. L.: Effects of infusion of hypertonic mannitol on electrolyte balance and on osmolarity of serum and cerebrospinal fluid. J. Neurosurg. **20**, 961—967 (1963).
316. — Charter, N.: Effect of mannitol on cerebrospinal fluid pressure. Arch. Neurol. **4**, 200—202 (1961).
317. — — Use of hypertonic mannitol solutions to lower cerebrospinal fluid pressure and decrease brain bulk in man. Surg. Forum **12**, 398—399 (1961).
318. —, Perkins, R. K., Stevenson, E., Scott, K. G.: Penetration of C-14-labelled mannitol from serum into cerebrospinal fluid and brain. Exp. Neurol. **10**, 264—270 (1964).
319. Wolff, H. G., Forbes, H. S.: Cerebral circulation; action of hypertonic solutions. Arch. Neurol. Psychiat. **20**, 73—83 (1928).

Erschienene Bände (Fortsetzung) :

28 Die Wiederbelebung der Atmung. Von H. Nolte. DM 8,—

29 Kontrolle der Ventilation in der Neugeborenen- und Säuglingsanaesthesie. Von U. Henneberg. DM 19,80

30 Hypoxie. Herausgegeben von R. Frey, K. Lang, M. Halmágyi und G. Thews. DM 48,—

31 Kohlenhydrate in der dringlichen Infusionstherapie. Herausgegeben von K. Lang, R. Frey und M. Halmágyi. DM 18,—

32 Örtliche Betäubung: Abdominal-Chirurgie. Von Sir Robert R. Macintosh und R. Bryce-Smith. DM 38,—

33 Planung, Organisation und Einrichtung von Intensivbehandlungseinheiten am Krankenhaus. Herausgegeben von H. W. Opderbecke. DM 34,—

34 Venendruckmessung. Herausgegeben von M. Allgöwer, R. Frey und M. Halmágyi. DM 24,—

35 Die Störungen des Säure-Basen-Haushaltes. Herausgegeben von V. Feurstein. DM 38,—

36 Anaesthesie und Nierenfunktion. Herausgegeben von V. Feurstein. DM 36,—

37 Anaesthesie und Kohlenhydratstoffwechsel. Herausgegeben von V. Feurstein. DM 24,—

38 Respiratorbeatmung und Oberflächenspannung in der Lunge. Von H. Benzer. DM 16,—

39 Die nasotracheale Intubation. Von M. Körner. DM 28,—

40 Ketamine. Herausgegeben von H. Kreuscher. DM 36,—

41 Über das Verhalten von Ventilation, Gasaustausch und Kreislauf bei Patienten mit normalem und gestörtem Gasaustausch unter künstlicher Totraumvergrößerung. Von O. Giebel. DM 18,—

42 Der Narkoseapparat. Von P. Schreiber. DM 19,80

43 Die Klinik des Wundstarrkrampfes im Lichte neuzeitlicher Behandlungsmethoden. Von K. Eyrich. DM 20,—

44 Der primäre Volumenersatz mit Ringerlactat. Von A. O. Tetzlaff. DM 18,—

46 Veränderungen des Wasser- und Elektrolythaushaltes durch Osmotherapeutika. Von M. Halmágyi. DM 19,60

In Vorbereitung :

45 Vergiftungen: Erkennung, Verhütung und Behandlung. Herausgegeben von R. Frey, M. Halmágyi, K. Lang und P. Oettel